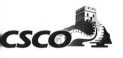

中国临床肿瘤学会（CSCO）
胃癌诊疗指南
2023

GUIDELINES OF CHINESE SO ... SCO)
GASTRIC CANCER

中国临床肿瘤学会指南工作委员会　组织编写

人民卫生出版社
·北　京·

图书在版编目（CIP）数据

中国临床肿瘤学会（CSCO）胃癌诊疗指南 . 2023 /
中国临床肿瘤学会指南工作委员会组织编写.—北京：
人民卫生出版社，2023.4（2023.10 重印）

　ISBN 978-7-117-34680-1

　Ⅰ.①中…　Ⅱ.①中…　Ⅲ.①胃癌－诊疗－指南
Ⅳ.①R735.2-62

　中国国家版本馆 CIP 数据核字（2023）第 051513 号

| 人卫智网 | www.ipmph.com | 医学教育、学术、考试、健康, 购书智慧智能综合服务平台 |
| 人卫官网 | www.pmph.com | 人卫官方资讯发布平台 |

中国临床肿瘤学会（CSCO）胃癌诊疗指南 2023

Zhongguo Linchuang Zhongliu Xuehui（CSCO）Weiai Zhenliao Zhinan 2023

组织编写：中国临床肿瘤学会指南工作委员会
出版发行：人民卫生出版社（中继线 010-59780011）
地　　址：北京市朝阳区潘家园南里 19 号
邮　　编：100021
E - mail：pmph @ pmph.com
购书热线：010-59787592　010-59787584　010-65264830
印　　刷：北京华联印刷有限公司
打击盗版举报电话：010-59787491　E-mail：WQ @ pmph.com
质量问题联系电话：010-59787234　E-mail：zhiliang @ pmph.com
数字融合服务电话：4001118166　E-mail：zengzhi @ pmph.com

经　　销：新华书店
开　　本：787 × 1092　1/32　印张：6
字　　数：161 千字
版　　次：2023 年 4 月第 1 版
印　　次：2023 年 10 月第 5 次印刷
标准书号：ISBN 978-7-117-34680-1
定　　价：50.00 元

中国临床肿瘤学会指南工作委员会

组　长　徐瑞华　　李　进

副组长　（以姓氏汉语拼音为序）

程　颖	樊　嘉	郭　军	赫　捷	江泽飞
梁　军	梁后杰	马　军	秦叔逵	王　洁
吴令英	吴一龙	殷咏梅	于金明	朱　军

中国临床肿瘤学会（CSCO）
胃癌诊疗指南

2023

组　　　长　李　进　徐瑞华　沈　琳

副　组　长（以姓氏汉语拼音为序）

金　晶　梁　寒　梁　军　刘宝瑞　袁响林　张艳桥　周志伟

专家组成员（以姓氏汉语拼音为序）（* 为执笔人）

毕　锋　　四川大学华西医院肿瘤内科

蔡木炎*　中山大学肿瘤防治中心病理科

季加孚　北京大学肿瘤医院胃肠肿瘤外科

金　晶　　中国医学科学院肿瘤医院深圳医院放射治疗科

李　进　　同济大学附属东方医院肿瘤内科

李国新　南方医科大学南方医院普通外科

李元方*　中山大学肿瘤防治中心胃外科

梁　寒　　天津医科大学肿瘤医院胃部肿瘤科

林榕波*　福建医科大学附属肿瘤医院腹部肿瘤内科

刘　浩[*]　南方医科大学南方医院普通外科

刘天舒　复旦大学附属中山医院肿瘤内科

邱　红[*]　华中科技大学同济医学院附属同济医院肿瘤科

邱妙珍[*]　中山大学肿瘤防治中心内科

曲秀娟[*]　中国医科大学附属第一医院肿瘤内科

饶圣祥　复旦大学附属中山医院放射诊断科

沈　琳　北京大学肿瘤医院消化肿瘤内科

盛伟琪　复旦大学附属肿瘤医院病理科

孙凌宇[*]　哈尔滨医科大学附属第四医院肿瘤外科

唐　磊[*]　北京大学肿瘤医院医学影像科

王　畅[*]　吉林大学白求恩第一医院肿瘤中心肿瘤科

王风华[*]　中山大学肿瘤防治中心内科

吴　齐[*]　北京大学肿瘤医院内镜中心

辛　彦　中国医科大学附属第一医院胃肠肿瘤病理研究室

徐惠绵　　中国医科大学附属第一医院胃肠肿瘤外科
应杰儿[*]　　浙江省肿瘤医院肝胆胰胃内科
袁响林　　华中科技大学同济医学院附属同济医院肿瘤科
张　俊[*]　　上海交通大学医学院附属瑞金医院肿瘤科
张小田[*]　　北京大学肿瘤医院消化肿瘤内科
张艳桥　　哈尔滨医科大学附属肿瘤医院肿瘤内科
张玉晶[*]　　中山大学肿瘤防治中心放疗科
周爱萍　　中国医学科学院肿瘤医院内科
周志伟　　中山大学肿瘤防治中心胃外科

秘 书 组

王风华　　中山大学肿瘤防治中心肿瘤内科
张小田　　北京大学肿瘤医院消化肿瘤内科
关文龙　　中山大学肿瘤防治中心肿瘤内科

　　基于循证医学证据、兼顾诊疗产品的可及性、吸收精准医学新进展，制定中国常见肿瘤的诊断和治疗指南，是中国临床肿瘤学会（CSCO）的基本任务之一。近年来，临床诊疗指南的制定出现新的趋向，即基于诊疗资源的可及性，这尤其适合于发展中国家，以及地区差异性显著的国家和地区。中国是幅员辽阔、地区经济和学术发展不平衡的发展中国家，CSCO 指南需要兼顾地区发展差异、药物和诊疗手段的可及性及肿瘤治疗的社会价值三个方面。因此，CSCO 指南的制定，要求每一个临床问题的诊疗意见根据循证医学证据和专家共识度形成证据类别，同时结合产品的可及性和效价比形成推荐等级。证据类别高、可及性好的方案，作为 I 级推荐；证据类别较高、专家共识度稍低，或可及性较差的方案，作为 II 级推荐；临床实用，但证据类别不高的，作为 III 级推荐。CSCO 指南主要基于国内外临床研究成果和 CSCO 专家意见，确定推荐等级，以便于大家在临床实践中参考使用。CSCO 指南工作委员会相信，基于证据、兼顾可及、结合意见的指南，更适合我国的临床实际。我们期待得到大家宝贵的反馈意见，并将在指南更新时认真考虑、积极采纳合理建议，保持 CSCO 指南的科学性、公正性和时效性。

中国临床肿瘤学会指南工作委员会

目录

CSCO 诊疗指南证据类别

证据特征			CSCO 专家共识度
类别	水平	来源	
1A	高	严谨的 meta 分析、大型随机对照研究	一致共识（支持意见 ≥80%）
1B	高	严谨的 meta 分析、大型随机对照研究	基本一致共识（支持意见 60%~<80%）
2A	稍低	一般质量的 meta 分析、小型随机对照研究、设计良好的大型回顾性研究、病例 - 对照研究	一致共识（支持意见 ≥80%）
2B	稍低	一般质量的 meta 分析、小型随机对照研究、设计良好的大型回顾性研究、病例 - 对照研究	基本一致共识（支持意见 60%~<80%）
3	低	非对照的单臂临床研究、病例报告、专家观点	无共识，且争议大（支持意见 <60%）

CSCO 诊疗指南推荐等级

推荐等级	标准
Ⅰ 级推荐	**1A 类证据和部分 2A 类证据** CSCO 指南将 1A 类证据，以及部分专家共识度高且在中国可及性好的 2A 类证据，作为Ⅰ级推荐。具体为：适应证明确、可及性好、肿瘤治疗价值稳定，纳入《国家基本医疗保险、工伤保险和生育保险药品目录》的诊治措施
Ⅱ 级推荐	**1B 类证据和部分 2A 类证据** CSCO 指南将 1B 类证据，以及部分在中国可及性欠佳，但专家共识度较高的 2A 类证据，作为Ⅱ级推荐。具体为：国内外随机对照研究，提供高级别证据，但可及性差或者效价比不高；对于临床获益明显但价格较贵的措施，考虑患者可能获益，也可作为Ⅱ级推荐
Ⅲ 级推荐	**2B 类证据和 3 类证据** 对于某些临床上习惯使用，或有探索价值的诊治措施，虽然循证医学证据相对不足，但专家组意见认为可以接受的，作为Ⅲ级推荐

1　胃癌诊断

1.1 诊断基本原则

胃癌治疗前基本诊断手段主要包括内镜和影像学检查，用于胃癌的定性诊断、定位诊断和分期诊断。其他还包括体格检查、实验室检查、内镜（超声内镜和细针穿刺）、转移灶活检，以及诊断性腹腔镜探查和腹腔灌洗液评价。

胸腹盆部 CT 检查是治疗前分期的基本手段，MRI、腹腔镜探查及 PET 分别作为 CT 疑诊肝转移、腹膜转移及全身转移时的备选手段。影像学报告应提供涉及 cTNM 分期的征象描述，并给出分期意见。

内镜活检组织病理学诊断是胃癌确诊和治疗的依据。胃癌术后系统组织病理学诊断（pTNM 分期）为明确胃癌的组织学类型、全面评估胃癌病情进展、判断患者预后、制订有针对性的个体化治疗方案提供必要的组织病理学依据。目前以肿瘤组织 HER2 表达状态为依据的胃癌分子分型是选择抗 HER2 靶向药物治疗的依据，所有经病理诊断证实为胃或食管胃结合部腺癌的病例均有必要进行 HER2 检测。推荐胃癌组织中评估 MSI/dMMR 状态。二代测序（NGS）和液体活检等在胃癌的应用处在探索和数据积累阶段。

1.2 影像内镜诊断

目的	Ⅰ级推荐	Ⅱ级推荐	Ⅲ级推荐
定性诊断	胃镜 + 活检（1A 类）	细胞学 [a]（2A 类）	
定位诊断	胃镜（1A 类） 腹部增强 CT（1A 类）	腹部 MRI（2A 类）	X 线气钡双对比造影 （2B 类）
分期诊断	腹部和盆腔增强 CT [b] （1B 类） 胸部 CT [c]（1B 类） 内镜超声 [d]（1A 类）	腹部 MRI [e]（2A 类） PET/CT（2A 类） 诊断性腹腔镜探查和腹腔灌洗液评价 [f]（1B 类）	
放化疗或靶向治疗疗效评价	腹部和盆腔增强 CT [g] （1A 类）	胃镜（2A 类） PET/CT（1B 类） 腹部 MRI（2A 类）	功能影像学检查 [h]（3 类）

【注释】

a 胃镜反复活检无法确定病理诊断时，腹水/胸腔积液细胞学检测或转移灶的病理学检测可作为定性诊断依据。

b 通过低张、气/水充盈等手段保证胃腔的充分充盈扩张[1-2]，多期增强扫描[1]，结合多平面重组图像进行诊断[1-3]。不建议腹部 CT 平扫检查，如有 CT 增强扫描禁忌，建议 MRI 或 EUS。通过影像组学技术辅助医师的主观评判，有潜力提高分期水平[4-5]。

c 胸部 CT 较 X 线平片可更好地检出和显示肺部转移灶[3]。食管胃结合部癌需要判断范围及纵隔淋巴结转移情况时，应行胸部 CT 增强扫描。

d 推荐有条件的中心开展内镜超声检查。AJCC/UICC 第 8 版分期中 EUS 为 cT 分期的推荐手段[2]。第 8 版 AJCC/UICC 提出了胃癌、食管癌/食管胃结合部癌的临床分期，并推荐 EUS 为首选分期工具。内镜超声检查不仅可直接观察病变本身，超声探头下胃壁可显示为与解剖学相对应的层次，肿瘤主要表现为不均匀低回声区伴随相应胃壁结构层次的破坏。同时，EUS 可探及胃周肿大淋巴结及部分肝脏及腹腔的转移，有助于胃癌的诊断、临床分期及新辅助治疗效果评估。meta 分析显示，EUS 在区分 T_1/T_2 与 T_3/T_4 的敏感性和特异性分别为 0.86 和 0.90，区分 T_1 与 T_2 的敏感性和特异性分别为 0.85 和 0.90，区分 T_{1a} 和 T_{1b} 的敏感性和特异性分别为 0.87 和 0.75[6]。

e 临床或 CT 怀疑肝转移时，建议首选肝脏 MRI 平扫＋增强检查，根据临床需要可采用肝细胞特异性造影剂[7]。

f 诊断性腹腔镜探查和腹腔灌洗液评价推荐作为 CT 怀疑腹膜转移时进一步检查的手段，腹腔灌洗使用约 200ml 生理盐水灌注至腹腔不同象限，并应回收大于 50ml 的灌洗液进行细胞学检查[2]。

g 根据 RECIST 1.1 标准[8]，肝、肺或腹膜转移结节长径 ≥ 1cm 或淋巴结短径 ≥ 1.5cm 作为靶病灶。原发灶厚度可作为疗效评价时的参考，但不作为靶病灶考量[9]。免疫治疗的疗效评价可参考 iRECIST 标准[10]。

h 小样本研究显示，影像学体积测量[11]及功能成像参数如磁共振扩散成像 ADC 值[12]、能谱 CT 碘浓度值[13]等可辅助胃癌疗效评价，可作为不典型病例疗效评价时的参考指标。CT 深度学习技术有望辅助评价胃癌化疗疗效[14]。

参考文献

[1] SEEVARATNAM R, CARDOSO R, MCGREGOR C, et al. How useful is preoperative imaging for tumor, node, metastasis (TNM) staging of gastric cancer？: A meta-analysis. Gastric Cancer, 2012, 15 (Suppl 1): S3-S18.

[2] AMIN MB, EDGE SB, GREENE FL, et al. AJCC cancer staging manual. 8th ed. NewYork: Springer，2017.

[3] ALLUM WH, BLAZEBY JM, GRIFFIN SM, et al. Guidelines for the management of oesophageal and gastric cancer. Gut, 2011, 60 (11): 1449-1472.

[4] YANG Y T, CHEN H, JI M, et al. A new radiomics approach combining the tumor and peri-tumor regions to predict lymph node metastasis and prognosis in gastric cancer. Gastroenterol Rep (Oxf), 2023, 7: goac080.

[5] DONG D, TANG L, LI ZY, et al. Development and validation of an individualized nomogram to identify occult peritoneal metastasis in patients with advanced gastric cancer. Ann Oncol, 2019, 30 (3): 431-438.

[6] MOCELLIN S, PASQUALI S. Diagnostic accuracy of endoscopic ultrasonography (EUS) for the preoperative locore-

胃癌诊断

gional staging of primary gastric cancer. Cochrane Database Syst Rev, 2015, 2015 (2): CD009944.

[7] KIM YK, LEE MW, LEE WJ, et al. Diagnostic accuracy and sensitivity of diffusion-weighted and of gadoxetic acid-enhanced 3-T MR imaging alone or in combination in the detection of small liver metastasis (≤ 1.5cm in diameter). Invest Radiol, 2012, 47 (3): 159-166.

[8] EISENHAUER EA, THERASSE P, BOGAERTS J, et al. New response evaluation criteria in solid tumours: Revised RECIST guideline (version 1. 1). Eur J Cancer, 2009, 45 (2): 228-247.

[9] LAI MY, KANG SY, SUN YT, et al. Comparison of response evaluation criteria in solid tumors and tumor regression grade in evaluating the effect of preoperative systemic therapy of gastric cancer. BMC Cancer, 2022, 22 (1): 1031.

[10] SEYMOUR L, BOGAERTS J, PERRONE A, et al. iRECIST: Guidelines for response criteria for use in trials testing immunotherapeutics. Lancet Oncol, 2017, 18 (3): e143-e152.

[11] WANG ZC, WANG C, DING Y, et al. CT volumetry can potentially predict the local stage for gastric cancer after chemotherapy. Diagn Interv Radiol, 2017, 23 (4): 257-262.

[12] GIGANTI F, DE COBELLI F, CANEVARI C, et al. Response to chemotherapy in gastric adenocarcinoma with diffusion-weighted MRI and (18) F-FDG-PET/CT: Correlation of apparent diffusion coefficient and partial volume corrected standardized uptake value with histological tumor regression grade. J Magn Reson Imaging, 2014, 40 (5): 1147-1157.

[13] TANG L, LI ZY, LI ZW, et al. Evaluating the response of gastric carcinomas to neoadjuvant chemotherapy using iodine concentration on spectral CT: A comparison with pathological regression. Clin Radiol, 2015, 70 (11): 1198-1204.

[14] JIANG Y, JIN C, YU H, et al. Development and validation of a deep learning CT signature to predict survival and chemotherapy benefit in gastric cancer: A multicenter, retrospective study. Ann Surg, 2020, 06.

1.3 病理学诊断

1.3.1 病理组织学诊断

标本类型	I 级推荐		II 级推荐	III 级推荐
	大体检查	光镜下检查		
活检标本 *	记录组织大小与数目	明确病变性质和组织学类型 肿瘤 / 非肿瘤 良性 / 恶性 组织学类型 浸润层次（如果有）	用于诊断的免疫组化标记物检测 j	评估是否幽门螺杆菌（HP）感染 m（1B 类）
内镜下切除标本 a（EMR/ESD）	肿瘤部位 b 肿瘤大小（cm³）	上皮内瘤变 / 腺瘤级别（低级别 / 高级别） 浸润性癌： 　组织学类型 d/Lauren 分型 e 　组织学分级 　浸润深度 　水平切缘和基底切缘 　血管、淋巴管侵犯	同上 早期胃癌大体类型 k	同上

病理组织学诊断（续）

标本类型	I 级推荐		II 级推荐	III 级推荐
	大体检查	光镜下检查		
无术前辅助治疗的手术切除标本 [#]	手术标本类型 肿瘤部位 肿瘤大小（cm^3） 肿瘤距近 / 远侧断缘距离 淋巴结检出数目和分组（至少检获 16 枚、最好检获 >30 枚淋巴结）[c]	组织学类型 /Lauren 分型 / 组织学分级（G1、G2、G3）浸润深度（pT 分期） 血管、淋巴管、神经侵犯近 / 远侧切缘 [f] 食管 / 十二指肠侵犯情况（如切取） 淋巴结转移数 / 受检淋巴结数（pN 分期） 癌结节数目 [g] 远处转移（pM 分期）[h] pTNM 分期（第 8 版）	同上 进展期胃癌大体类型 [l]	同上

病理组织学诊断（续）

标本类型	I 级推荐		II 级推荐	III 级推荐
	大体检查	光镜下检查		
术前新辅助治疗的手术切除标本 [#]	同上（对于无明显肿物的标本应仔细检查并多点取材，以免误判肿瘤治疗反应和临床病理分期）	同上 肿瘤退缩分级（TRG）[i] ypTNM 分期（第 8 版）	同上	同上

注：*. 当活检无法取得确诊时，刷片或灌洗液细胞学检测可用于确认是否存在肿瘤；不能手术的晚期胃癌的腹水或胸腔积液脱落细胞学检查、远处转移病灶活检等应按照相应临床病理常规进行处理与诊断；#. 有条件的单位推荐使用标准化的病理报告模板，有助于诊断规范化与后续临床分析，报告模板供参考使用（附录 5.4.3.1）。

【注释】

a 内镜切除（EMR/ESD）已成为早期胃癌有效的治疗策略[1-2]。EMR/ESD 标本应由内镜或手术医师充分展开、固定于木板或泡沫板上进行钉板固定。按 2~3mm 间隔并垂直于黏膜面进行全部取材、制片观察[3-4]。

b 第8版 AJCC/UICC 分期系统对胃癌和食管癌/食管胃交界部（GEJ）癌（详见附录5.1和附录5.2）[5]的分期标准做出了明确的定义：对于 GEJ 癌，若肿瘤侵及 EJ 线且肿瘤中心位于 EJ 线以下 <2cm（Siewert 分型为 I 型和 II 型），采用食管癌分期标准；若累及 EJ 线但其中心位于 EJ 以下 ≥2cm 或未累及 EJ 线的肿瘤（Siewert 分型为 III 型），则采用胃癌分期标准。因此，准确判断胃食管交界线的位置及其是否受到肿瘤侵犯对于评估这一区域肿瘤至关重要（附录 5.4.1）。

c 送检的分组淋巴结均应取材包埋，未经新辅助治疗的根治术标本应检出不少于 16 枚淋巴结，若为获得更准确的分期，获检淋巴结数量最好>30 枚。为了准确判断淋巴结转移范围，推荐外科医师及病理医师按照胃区域淋巴结分组进行取材和分组报告。胃区域淋巴结与远处淋巴结分组标准详见附录 5.4.2。

d 胃癌组织病理学分类参照 2019 年版的《WHO 消化系统肿瘤学分类》（附录 5.4.3.2）[3]。病理诊断分型有困难建议提交上级医院会诊。

e Lauren 分型[6]根据胃癌组织学生长方式将胃腺癌分为肠型、弥漫型、混合型。肠型：肿瘤主要由高至中分化的异型腺体组成，有时在肿瘤浸润前缘可呈现低分化。弥漫型：肿瘤由黏附性差的细胞组成，广泛浸润胃壁，很少或没有腺体形成。混合型：含有大致相同数量的肠型与弥漫型的胃癌。

f 本指南推荐采用距切缘 1mm 内见癌细胞定义为切缘阳性。

g 原发灶相邻的浆膜下癌结节，虽然无残留淋巴结组织结构，仍被认为是区域淋巴结转移[5]。推荐对区域转移性淋巴结和癌结节进行分别记录。

h 胃癌局部或区域之外的部位获取、经病理证实的转移性病灶被视为远处转移（pM1）：包括手术切除的远处站点淋巴结以及其他器官组织中见癌细胞累及（如腹腔灌洗液或腹膜种植结节）[5]。

i 肿瘤退缩分级（TRG）的病理学评估根据肿瘤细胞残留及纤维化程度进行分级，推荐使用 AJCC 第八版 /NCCN 指南的分级系统（附录 5.4.4）[5, 7]。第 8 版胃癌分期提出了采用 ypTNM 表示新辅助治疗后手术病理分期。

j 病理诊断困难时，可根据胃肿瘤的诊断与鉴别诊断、预后评估及治疗等需要选择胃癌诊断相关标记物检测[8]。

k 早期胃癌：癌组织局限于黏膜内及黏膜下层，不论是否伴有区域淋巴结转移。

l 进展期胃癌指癌组织侵犯胃壁固有肌层或穿透肌层达浆膜层者。进展期胃癌可根据 Borrmann 分型将大体形态分为 4 种类型。Borrmann Ⅰ 型：结节隆起型；Ⅱ 型：局限溃疡型；Ⅲ 型：浸润溃疡型；Ⅳ 型：弥漫浸润性（局部 Bor. Ⅳ，皮革样胃），详见附录 5.4.5。

m 胃幽门螺杆菌（Hp）感染状态是第 8 版胃癌分期要求登记的项目之一。具备条件的医疗单位应对胃癌患者的 Hp 状态进行评估并登记[5]。

胃癌诊断

参考文献

［1］ XU G, ZHANG W, LV Y, et al. Risk factors for under-diagnosis of gastric intraepithelial neoplasia and early gastric carcinoma in endoscopic forceps biopsy in comparison with endoscopic submucosal dissection in Chinese patients. Surg Endosc, 2016, 30 (7): 2716-2722.

［2］ ZHOU PH, SCHUMACHER B, YAO LQ, et al. Conventional vs. water jet-assisted endoscopic submucosal dissection in early gastric cancer: A randomized controlled trial. Endoscopy, 2014, 46 (10): 836-843.

［3］ NAGTEGAAL ID, ODZE RD, KLIMSTRA D, et al. WHO classification of tumours: Digestive system tumours. 5th ed. Lyon: International Agency for Research on Cancer, 2019.

［4］ 孙琦, 樊祥山, 黄勤. 近端胃早期癌及癌前病变内镜下黏膜剥离切除标本的病理学规范化检查建议. 中华消化内镜杂志, 2016, 33 (9): 585-588.

［5］ AJCC Cancer Staging Manual. 8th. New York: Springer, 2016.

［6］ LAUREN P. The two histological main types of gastric carcinoma: diffuse and so-called intestinal-type carcinoma: An attempt at a histo-clinical classification. Acta Pathol Microbio Scand, 1965, 64: 31-49.

［7］ NCCN Practice Guidelines in Oncology (Gastric cancer). V1. 2020 www. nccn. org.

［8］ 薛卫成, 樊祥山, 孟刚. 胃癌相关标志物免疫组化指标选择专家共识 (2014). 临床与实验病理学杂志, 2014 (9): 951-953.

1.3.2 分子诊断

分子分型	I 级推荐	II 级推荐	III 级推荐
经组织病理学确诊后，需进行相关分子检测 [a]，根据分子分型指导治疗	所有经病理诊断证实为胃腺癌的病例均有必要进行 HER2 检测 [b~d]（1A 类）	对拟采用 PD-1/PD-L1 抑制剂治疗的胃癌患者，推荐胃癌组织中评估 PD-L1 表达状态 [h]（2A 类）	NTRK 融合基因检测 [i]、Claudin 18.2 表达 [j] 检测（2B 类）
	所有新诊断胃癌都推荐评估 MSI/MMR 状态（1B 类）[e~g]		

【注释】

a 对于标准治疗失败的晚期胃癌患者可以进行二代测序（NGS）检测寻找潜在的治疗靶点。强调使用获得认证的平台和产品，采取严格的质量控制和规范的操作流程，确保结果的可靠性。

b HER2 阳性晚期胃癌患者可从抗 HER2 治疗中获益，HER2 状态可预测晚期胃癌患者对曲妥珠单抗治疗的反应和生存获益，应当对所有胃癌进行 HER2 状态检测 [1-4]。

c 据文献报道 [5, 6]，基于血液中 ctDNA 靶向测序的 HER2 基因体细胞拷贝数结果与荧光原位杂交数据高度一致，对于无法取得活检组织的患者，液体活检 HER2 扩增情况是一种可能的有效补充手段。基于 ctDNA 的 HER2 扩增情况还可用于胃癌患者曲妥珠单抗治疗反应的监测。

d HER2 的免疫组化（IHC）和原位杂交（*in situ* hybridzation，ISH）检测全程应严格按照胃

癌 HER2 检测指南（2016 版）建议的操作规范执行[7]（附录 5.4.6），相关检测（IHC、FISH、DSISH）应选用中国国家药品监督管理局批准的试剂盒。

e 针对程序性死亡受体 -1（programmed death receptor 1，PD-1）及其配体 -1（programmed death ligand 1，PD-L1）的免疫检查点抑制剂疗法是近年肿瘤免疫治疗的研发热点。对临床上拟采用 PD-1/PD-L1 抑制剂治疗的胃癌患者，推荐评估微卫星不稳定（microsatellite instability，MSI）/错配修复缺陷（mismatch repair，MMR）状态、PDL1 表达与肿瘤 TMB，EBV 对于免疫治疗的疗效预测价值仍有争议。

f 错配修复（MMR）蛋白检测：免疫组化方法检测 MLH1、PMS2、MSH2、MSH6 等 4 个蛋白表达，阳性定位于细胞核，任何一个蛋白表达缺失评价为 dMMR（错配修复功能缺陷），所有 4 个蛋白表达均阳性为 pMMR（错配修复功能完整）。

g 微卫星不稳定（MSI）：建议采用美国国家癌症研究院（NCI）推荐的 5 个微卫星检测位点（BAT25、BAT26、D5S346、D2S123、D17S250）。结果分为三级：所有 5 个位点均稳定为微卫星稳定（MSS），1 个位点不稳定为微卫星低度不稳定（MSI-L），2 个及 2 个以上位点不稳定为微卫星高度不稳定（MSI-H）。MSI 多由 MMR 基因突变及功能缺陷导致，也可以通过检测 MMR 蛋白缺失来反映 MSI 状态。一般而言，dMMR 相当于 MSI-H，pMMR 相当于 MSI-L 或 MSS。

h PD-L1 检测推荐选用获得认证的抗体与平台，确保检测结果的可靠性。适合进行 PD-L1 检测标本中的肿瘤细胞必须至少 100 个。检测报告推荐使用联合阳性分数（combined positive score，CPS）或者肿瘤区域阳性（tumor area positivity，TAP）评分，CPS=PD-L1 染色细胞（包括肿瘤细胞、巨噬细胞与淋巴细胞）的总数 / 镜下肿瘤细胞总数（×100）[8]；TAP=PD-L1 阳性的肿瘤细胞与肿瘤相关免疫细胞（包括巨噬细胞与淋巴细胞）/肿瘤总面积 × 100%[9-10]。

i FDA 授权批准了针对 NTRK 基因融合阳性的实体瘤患者使用 TRK 抑制剂靶向治疗（如 larotrectinib 或 entrectinib）。对于标准治疗失败的胃癌患者可以进行 NTRK 基因融合检测，NTRK 基因融合可以使用多种方法进行检测，免疫组化方法是一种快速、方便的初筛手段，但仍需要应用 FISH 或 NGS 进行验证。

j 对于标准治疗失败的晚期或复发胃癌患者，为了寻找潜在的治疗靶点，可进行 Claudin 18.2、FGFR2、c-MET 等标记物[11]检测。

参考文献

［1］中国临床肿瘤学会抗肿瘤药物安全管理专家委员会, 中国抗癌协会胃癌专业委员会, 肿瘤病理专业委员会. HER2 阳性晚期胃癌分子靶向治疗的中国专家共识 (2016 版). 临床肿瘤学杂志, 2016, 21 (9): 831-839.

［2］SHENG WQ, HUANG D, YING JM, et al. HER-2 status in gastric cancers: A retrospective analysis from four Chinese representative clinical centers and assessment of its prognostic significance. Ann Oncol, 2013, 24 (9): 2360-2364.

［3］BANG YJ, VAN CUTSEM E, FEYEREISLOVA A, et al. Trastuzumab in combination with chemotherapy versus chemotherapy alone for treatment of HER-2-positive advanced gastric and gastro-oesophageal junction cancer (ToGA): A phase 3, open-label, randomized controlled trial. Lancet, 2010, 376 (9742): 687-697.

［4］QIU MZ, LI Q, WANG ZQ, et al. HER2-positive patients receiving trastuzumab treatment have a comparable prognosis with HER2-negative advanced gastric cancer patients: A prospective cohort observation. Int J Cancer, 2014, 134 (10): 2468-2477.

[5] WANG DS, LIU ZX, LU YX, et al. Liquid biopsies to track trastuzumab resistance in metastatic HER2-positive gastric cancer. Gut, 2019, 68 (7): 1152-1161.

[6] WANG H, LI B, LIU Z, et al. HER2 copy number of circulating tumour DNA functions as a biomarker to predict and monitor trastuzumab efficacy in advanced gastric cancer. Eur J Cancer, 2018, 88: 92-100.

[7] 《胃癌 HER-2 检测指南 (2016 版)》专家组 . 胃癌 HER-2 检测指南 (2016 版). 中华病理学杂志 , 2016, 45 (8): 528-532.

[8] SHITARA K, ÖZGÜROĞLU M, BANG YJ, et al. Pembrolizumab versus paclitaxel for previously treated, advanced gastric or gastro-oesophageal junction cancer (KEYNOTE-061): A randomised, open-label, controlled, phase 3 trial. Lancet, 2018, 392 (10142): 123-133.

[9] Chao Y, Yang S, Zhang Y, et al. Investigation of PD-L1 expression and tislelizumab efficacy in gastroesophageal adenocarcinoma using a novel tumor and immune cell score with VENTANA PD-L1 (SP263) assay and combined positive score (CPS). Ann Oncol, 2020, 31: S300.

[10] MOEHLER M, KATO K, ARKENAU T, et al. Rationale 305: Phase 3 study of tislelizumab + chemotherapy vs placebo + chemotherapy as first-line treatment of advanced gastric or gastroesophageal junction adenocarcinoma. J Chin Oncol, 2023, 41 (suppl 4) : abstr 286.

[11] SMYTH EC, NILSSON M, GRABSCH HI, et al. Gastric cancer. Lancet, 2020, 396 (10251): 635-648.

2 胃癌综合治疗

2.1 非转移性胃癌的治疗

2.1.1 可手术切除胃癌的治疗

可手术切除胃癌应依据临床分期进行治疗选择。对于符合适应证的早期胃癌，可首选内镜治疗即内镜下黏膜切除术（EMR）和内镜下黏膜下层切除术（ESD）。对于不适合内镜治疗的患者，可行开腹手术或腹腔镜手术。对于非食管胃结合部进展期胃癌，目前治疗标准是 D2 手术切除联合术后辅助化疗，对于分期较晚（临床分期Ⅲ期或以上）者，可选择围手术期化疗模式。对于进展期食管胃结合部癌，可选择新辅助放化疗或术前化疗。目前对新辅助治疗后疾病进展以及无法实现 R0 切除患者的补救治疗尚缺乏充分的循证医学证据，如未出现远处转移且未接受术前放疗者，放疗是可以选择的治疗手段，建议对这类患者依据个体情况行多学科讨论，制订最佳治疗方案。此外，对于因个体因素不适合接受手术治疗的可手术切除患者，放化疗可作为一种治疗选择，但必须充分考虑个体的特殊性后选择最佳治疗策略（请参见不可手术切除胃癌的综合治疗内容）。

2.1.1.1 早期胃癌的内镜治疗

分期	分层	Ⅰ级推荐	Ⅱ级推荐
$cT_{1a}N_0M_0$，Ⅰ期	适宜行 EMR/ESD 患者[a]	EMR/ESD（1B 类） 非根治性切除者[b]需要行补救手术（1B 类）	非根治性切除者需要追加 ESD、电切，或在患者知情同意下密切随访（2A 类）

【注释】

a 早期胃癌 EMR/ESD 治疗原则

　　早期胃癌内镜下切除术主要包括内镜下黏膜切除术（endoscopic mucosal resetion，EMR）和内镜黏膜下剥离术（endoscopic submucosal dissection，ESD）。原则上内镜治疗适用于淋巴结转移可能性极低的肿瘤[1]。最初内镜切除的绝对适应证为：分化较好、局限于黏膜层（T_{1a}），<2cm，不伴随溃疡。后随着日本的一项多中心、前瞻性单臂研究（JCOG0607）结果的发表[2]，最新的日本《胃癌处理规约》（第 5 版）将适应证适当扩大，EMR 和 ESD 适应证：直径<2cm 的黏膜内癌（cT_{1a}），分化型癌，不伴溃疡。ESD 适应证：直径>2cm 黏膜内癌（cT_{1a}），分化型癌，不伴溃疡；直径<3cm 肉眼可见的黏膜内癌（cT_{1a}），分化型癌，伴溃疡。ESD 的扩大适应证：直径<2cm 肉眼可见的黏膜内癌（cT_{1a}），未分化型，不伴溃疡；初次 ESD 或 EMR 后判断内镜可治愈性（eCure）为 C1，局部复发后内镜下判断为 cT_{1a} 的病变；对于高龄（>75 岁）或服用抗血栓药物治疗的早期胃癌病人，建议内镜下治疗。基于我国人群的扩大适应证研究在国内多家中心进行中。

b 内镜下切除的根治度评估及补救措施

　　内镜下切除术的根治度由局部切除程度和淋巴结转移的可能性两个要素决定。大宗病例研究及系统分析结果表明，在局部切缘阴性的前提下，满足绝对适应证的病例，淋巴结转移率<1%且长期预后随访结果与外科手术切除相仿；满足扩大适应证的病例，淋巴结转移率<3%，暂无长期随访结果[2-4]。

　　根据术后标本的病理学诊断进行内镜切除根治度的判定，决定其后的随访及治疗策略。

eCura 评价系统

	UL	分化型为主		未分化型为主	
pT$_{1a}$（M）	0	<2cm*	>2cm	<2cm*	>2cm
	1	<3cm*	>3cm		
pT$_{1b}$（SM 1）		<3cm*	>3cm		

* 符合整块切除、切缘阴性并无淋巴血管侵犯

◼ eCura A　　◼ eCura B　　◼ eCura C-2

eCura C-1　符合 A 或 B，但侧切缘阳性或分块切除

注：肿瘤局限于黏膜内（T$_{1a}$），可表示为 M；肿瘤累及黏膜下浅层表示为 T$_{1b}$-SM1，黏膜下浸润深度<500μm。

内镜切除后的随访及治疗策略：

（1）根治度 A（eCuraA）及根治度 B（eCuraB）：第 1 年每 3 个月行 1 次内镜检查，第 2 年每 6 个月行内镜检查 1 次，再之后每年行内镜检查 1 次。定期进行血清学、腹部超声、CT 检查判定有无转移。幽门螺杆菌感染阳性者推荐除菌[5, 6]。

（2）内镜的根治度 C（eCuraC）

1）内镜的根治度 C1（eCuraC-1）时，发生淋巴结转移的风险低。可根据情况，与患者充分交流、沟通后，选择再行 ESD 或追加外科切除。在黏膜下浸润部分块切除或断端阳性时，因病理学诊断不确切，应追加外科切除。

2）内镜的根治度 C2（eCuraC-2）时，原则上应追加外科切除。因年龄、并存疾病不能行

外科手术胃切除时，应向患者充分说明淋巴结转移风险和局部复发、远处转移的风险，对复发时根治困难及预后不良，应予以说明。

内镜治疗流程：

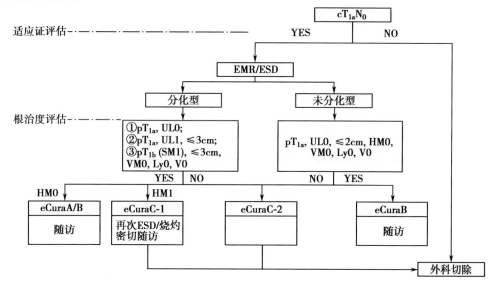

参考文献

[1] GOTODA T. Endoscopic resection of early gastric cancer. Gastric Cancer, 2007, 10 (1): 1-11.

[2] HASUIKE N, ONO H, BOKU N, et al. A non-randomized confirmatory trial of an expanded indica-tion for endoscopic submucosal dissection for intestinal-type gastric cancer (cT1a): The Japan Clinical Oncology Group study (JCOG0607). Gastric Cancer, 2018, 21 (1): 114-123.

[3] ABDELFATAH MM, BARAKAT M, LEE H, et al. The incidence of lymph node metastasis in early gastric cancer according to the expanded criteria in comparison with the absolute criteria of the Japanese Gastric Cancer Association: A systematic review of the literature and meta-analysis. Gastroint Endosc, 2018, 87 (2): 338-347.

[4] HATTA W, GOTODA T, OYAMA T, et al. A scoring system to stratify curability after endoscopic submuco-sal dissection for early gastric cancer: "eCura system". Am J Gastroenterol, 2017, 112 (6): 874-881.

[5] FUKASE K, KATO M, KIKUCHI S, et al. Effect of eradication of Helicobacter pylori on incidence of metachronous gastric carcinoma after endoscopic resection of early gastric cancer: an open-label, ran-domised controlled trial. Lancet, 2008, 372 (9636): 392-397.

[6] CHOI JM, KIM SG, CHOI J, et al. Effects of Helicobacter pylori eradication for metachronous gastric cancer prevention: A randomized controlled trial. Gastrointest Endosc, 2018, 88 (3): 475-485.

2.1.1.2　可手术切除胃癌的治疗

2.1.1.2.1　整体治疗策略

临床分期[*]		分层	I 级推荐[**]	II 级推荐	III 级推荐
I 期	$cT_{1a}N_0M_0$	不适宜 EMR/ESD	胃切除术 D1 [a, b]（1A 类）		
	$cT_{1b}N_0M_0$	适宜手术	胃切除 D1（分化型, 1.5cm 以下）或胃切除术 D1+（其他）[a, b]（1A 类）		
	$cT_2N_0M_0$	适宜手术	胃切除术 D2 [a, b]（1A 类）		
II 期	$cT_{1~2}N_{1~3}M_0$ $cT_{3~4}N_0M_0$	非食管胃结合部肿瘤，适宜手术	胃切除术 D2（1A 类）+辅助化疗[a, b, d]（1A 类）		
		食管胃结合部肿瘤，适宜手术	新辅助化疗 + 胃切除术 D2+辅助化疗[a, b, f]（1B 类）；新辅助放化疗 + 胃切除术 D2+辅助化疗[a, b, f]（1B 类）	胃切除术 D2（1A 类）+辅助化疗（1B 类）[a, b, d]	

整体治疗策略（续）

临床分期[*]		分层	Ⅰ级推荐[**]	Ⅱ级推荐	Ⅲ级推荐
Ⅲ期	$cT_{3\sim4a}N_{1\sim3}M_0$	非食管胃结合部肿瘤，适宜手术	胃切除术 D2（1A 类）+ 辅助化疗 [a, b, d]（1A 类）腹腔镜探查 [b, e]（1B 类）新辅助化疗 + 胃切除术 D2+ 辅助化疗 [a, b, e]（1A 类）		
		食管胃结合部肿瘤，适宜手术	腹腔镜探查 [b, f]（1B 类）新辅助化疗 + 胃切除术 D2+ 辅助化疗 [a, b, f]（1A 类）新辅助放化疗 + 胃切除术 D2+ 辅助化疗 [a, b, f]（1B 类）	胃切除术 D2（1A 类）+ 辅助化疗 [a, b, d]（1B 类）	

整体治疗策略（续）

临床分期[*]		分层	I 级推荐[**]	II 级推荐	III 级推荐
IVA 期	$cT_{4b}N_{0-3}M_0$	无不可切除因素	MDT 讨论个体化治疗方案	腹腔镜探查[b]（1B 类） 新辅助化疗 + 胃切除（联合脏器切除）术 + 辅助化疗（2A 类） 新辅助放化疗 + 胃切除（联合脏器切除）术 + 辅助化疗（2B 类）	鼓励参加临床试验

* 第 8 版 UICC 胃癌临床 TNM 分期（cTNM）

** 腹腔镜手术在早期及进展期胃癌远端胃切除及早期胃癌的全胃切除可以作为开腹手术的替代。

技术要求	分层			Ⅰ级推荐 [****]	Ⅱ级推荐	Ⅲ级推荐
淋巴结清扫方式 [a]	非食管胃结合部肿瘤	远端胃切除	D1	1、3、4sb、4d、5、6、7（1A 类）		
			D1+	D1+8a、9（1A 类）		
			D2	D1+8a、9、11p、12a（1A 类）	D2 基础上选择性清扫 14v [*]（2A 类）	肿瘤累及十二指肠者在 D2 基础上清扫 13 组（2B 类）
		保留幽门的胃部分切除 [**]	D1	1、3、4sb、4d、6、7（1A 类）		
			D1+	D1+8a、9（1A 类）		

技术要求	分层			Ⅰ级推荐 ****	Ⅱ级推荐	Ⅲ级推荐
淋巴结清扫方式 [a]	非食管胃结合部肿瘤	全胃切除	D1	1~7		
			D1+	D1+8a、9、11p		
			D2	1~7、8a、9、11、12a组	D2 基础上选择性清扫第 10 组 *** （2A 类）	
	食管胃结合部肿瘤	近端胃切除	D1	1、2、3a、4sa、4sb、7（1A 类）		
			D1+	D1+8a、9、11p、19（1A 类）		

技术要求	分层			Ⅰ级推荐	Ⅱ级推荐	Ⅲ级推荐
淋巴结清扫方式 [a]	食管胃结合部肿瘤	近端胃切除	D2	D1+8a、9、11、19（食管侵犯>2cm，包括110组，食管侵犯>4cm，包括106recR、107、108、109、111、112组）（2A类）		
		全胃切除	D1	1~7		
			D1+	D1+8a、9、11p		
			D2	1~7、8a、9、11、19（食管侵犯>2cm，包括110组，食管侵犯>4cm，包括106recR、107、108、109、111、112组）（2A类）		
消化道重建 [c]	远端胃切除			Billroth Ⅰ式（1A类）；Billroth Ⅱ式（1A类）		Roux-en-Y吻合（2B类）
	保留幽门的胃部分切除				残胃胃吻合术（2A类）	

手术规范（续）

技术要求	分层	I 级推荐 ****	II 级推荐	III 级推荐
消化道重建 c	近端胃切除		双通道重建（2A 类）、管型胃食管吻合（2A 类）	食管胃侧壁吻合、食管残胃吻合、空肠间置代胃术（2B 类）
	全胃切除	Roux-en-Y 吻合（1A 类）		Roux-en-Y 吻合空肠储袋重建（2B 类）；空肠间置代胃术（2B 类）

注：

*. III 期胃中、下部，幽门下淋巴结阳性患者。

**. 胃中部 1/3、临床分期 $cT_1N_0M_0$ 的早期胃癌，且要求病灶远端距离幽门 4cm 以上（肿瘤下缘距离下切缘 2cm，下切缘距离幽门管 2cm 以上）。

***. 原发肿瘤>6cm，位于大弯侧，且术前分期为 T_3 或 T_4 中上部胃癌患者。

****. 依据整体治疗策略中肿瘤 TNM 分期分层选择相应的淋巴结清扫方式和范围。

【注释】

a 切除范围及淋巴结清扫

　　胃切除范围依据肿瘤部位决定，关键是保证足够的切缘。对于 T_1 的早期胃癌，大体切缘应大于 2cm。近来的研究证据[1-2]显示：T_2 以上的 Borrmann Ⅰ～Ⅱ型胃癌，近切缘至少 3cm，Borrmann Ⅲ～Ⅳ型，近切缘至少 5cm；若肿瘤侵犯食管或幽门，5cm 的切缘是非必需的，但需行冰冻病理检查，以保证 R0 切除。

　　基于 JCOG9502 研究结果，胃体或食管侵犯<3cm 的食管胃结合部腺癌，推荐经腹手术，而不建议采用经胸入路[3]。对于食管胃结合部肿瘤应选择全胃还是近端胃切除，主要依据病灶范围以及 No.4、5、6 淋巴结转移以及生存结果。日本胃癌学会和日本食管学会组织开展 42 家中心开展前瞻性研究，主要纳入 cT_2~cT_4 食管胃结合部癌的腺癌及鳞癌患者，探讨了淋巴结转移率。结果显示，肿瘤直径 ≤4cm，No.4d、5、6 转移率分别是 2.2%、1.1% 和 1.7%，而肿瘤直径 ≥6cm，No.4d、5、6 转移率在 6%~10.7%，但是其长期生存数据尚未报道[4]。所以，专家委员会认为，对于肿瘤直径 ≤4cm 的食管胃结合部癌，影像检测不考虑 No.4d、5、6 转移，可考虑进行近端胃切除术，但应保证至少保留一半远端残胃。

　　应根据胃切除类型进行相应胃周和伴随腹腔干精名血管的淋巴结清扫[1-2]。D1 切除包括切除胃和大、小网膜（及其包含贲门左、右，胃大、小弯以及胃右动脉旁的幽门上、幽门下等胃周淋巴结以及胃左动脉旁淋巴结）；D2 切除是在 D1 的基础上，再清扫肝总动脉、胃十二指肠韧带和脾动脉周围的淋巴结。基于 Dutch 研究，对于 cT_{2-4} 和 cT_1N_+ 潜在可切除的胃癌，D2 淋巴结清扫作为标准推荐。淋巴结至少需要清扫 16 枚以上才能保证准确的分期和预后判断[5]。

脾门淋巴结清扫的必要性以及如何清扫存在较大争议。我国一项单中心的Ⅲ期临床研究显示：对于肿瘤部位位于近端胃，非侵犯胃大弯侧肿瘤，在 D2 淋巴结清扫基础上，腹腔镜下进行脾门淋巴结并不能带来生存获益[6]。但是肿瘤 TNM 分期较晚，肿瘤较大（＞6cm），位于胃大弯侧，则脾门淋巴结转移概率较高[7]。因此，专家委员会建议以下情形行脾门淋巴结清扫：原发肿瘤＞6cm，位于大弯侧，且术前分期为 $T_{3\text{-}4}$ 的中上部胃癌。另外，联合脾切除的胃癌根治术，术后病死率及并发症均较不切脾者明显升高，而远期生存无改善[8-9]，故不推荐以淋巴结清扫为目的的脾切除。

进展期胃癌患者是否需要清扫肠系膜上静脉根部淋巴结组（No.14v）淋巴结存在争议。尽管第 3 版日本胃癌诊治指南已不再将 No.14v 作为常规 D2 清扫范围，但 No.14v 转移患者中不乏长期生存者，因此并不能否认本组淋巴结清扫的效果。回顾性研究显示，胃远端癌 No.14v 淋巴结转移率为 18.3%~19.7%，而Ⅰ期远端胃癌患者此组淋巴结转移率为 0，Ⅱ期患者为 1.6%[10-11]。D2+No.14v 淋巴结清扫可改善临床分期Ⅲ~Ⅳ中、下部胃癌患者总生存[12]。因此，专家委员会推荐 No.14v 淋巴结清扫指征：临床分期Ⅲ期的胃中、下部，尤其是幽门下淋巴结阳性的胃癌患者。

No.13 淋巴结（胰头后淋巴结）并不在 D2 清扫的常规范围以内，但是对于进展期胃下部癌[13-15]，No.13 转移率在 2.5%~9.0%，而侵犯十二指肠者，转移率可达 26.7%。对于临床分期Ⅰ/Ⅱ期患者，进行 No.13 清扫不影响总生存，而对于临床分期Ⅲ/Ⅳ期，进行 No.13 清扫可提高 OS。所以，对于侵犯十二指肠、临床分期Ⅲ期的患者，可考虑进行 No.13 清扫，但该人群往往往伴随较低的 R0 切除率。因此，对此类患者，可考虑新辅助治疗联合 D2+No.13 清扫。

对于食管胃结合部的淋巴结清扫，淋巴结清扫范围，特别是纵隔淋巴结清扫范围尚未形成共识。日本的多中心前瞻性研究纳入 $cT_2 \sim cT_4$ 食管胃结合部癌的腺癌及鳞癌患者，探讨了淋巴结转移率。结果显示，食管浸润长度不同，纵隔淋巴结转移率不同：食管浸润长度 ≤2cm 时纵隔淋巴结转移率较低；>2~4cm 时，下纵隔淋巴结（No.110）转移率较高，但上、中纵隔淋巴结转移率较低；>4cm 时，上、中纵隔淋巴结转移率增高。基于此结果，专家组推荐，如果食管侵犯>2cm，清扫应包括 110 组，食管侵犯>4cm，清扫包括 106recR、107、108、109、111、112 组[4]。

对于进展期可切除胃癌，预防性腹主动脉旁淋巴结清扫并不能提高远期生存率[16]。对于治疗性的腹主动脉旁淋巴结清扫的价值目前存在争议，鼓励患者参加临床试验。

对于胃癌根治术后的腹腔灌洗的价值，2021 年发表的 EXPEL 研究结果显示，在标准 D2 手术的基础上，增加的广泛灌洗并不能降低腹膜复发风险（7.9% vs 6.6%，HR=1.33，95% CI 0.73~2.42，P = 0.347），而且伴随更多不良事件发生（RR=1.58，95% CI 1.07~2.33，P = 0.019）。因此，专家委员会不推荐胃癌根治术后患者进行广泛腹腔灌洗[17]。

b 腹腔镜和机器人手术

对于 cT_1N_0 及 cT_1N_1 期胃癌的远端胃切除术，日本及韩国的大规模前瞻性研究 JCOG0912 和 KLASS01 均已经证实[18-19]：腹腔镜对比开腹手术其安全性相当，长期预后无明显差异，因此可以作为常规治疗选择。

早期胃癌的腹腔镜下全胃及近端胃切除尚无大型前瞻性研究。中国的 CLASS02、韩国的 KLASS-03 以及的日本的 JCOG1401 初步证实了腹腔镜辅助全胃 / 近端胃切除（LATG/LAPG）

的安全性，但尚无远期疗效报道[20-22]。因此，专家委员会认为可以在有丰富经验的医疗中心进行研究性探索。

对于进展期胃癌，两项Ⅲ期前瞻性随机对照临床研究 CLASS01[23]、KLASS-02[24]均证实，对于大型医学中心有经验的外科医师，腹腔镜下远端胃大部分切除联合 D2 淋巴结清扫是安全的，可降低出血量，加速胃肠恢复，缩短住院时间，且对比开放手术，长期生存无差异。

对于新辅助治疗后的进展期胃癌患者是否可行腹腔镜胃癌切除手术仍存在争议，目前缺乏大样本前瞻性研究证据。我国学者报道了新辅助化疗后的远端胃癌行腹腔镜切除手术对比开放手术的随机对照研究的近期结果[25]，入组 95 例患者，对比开放手术，腹腔镜手术组患者的手术安全性及术后化疗完成情况更好。

因此，专家委员会建议，对于适合接受远端胃大部分切除的Ⅰ～Ⅲ期胃癌患者可以作为常规治疗选择，但是腹腔镜全胃切除应作为早期胃癌的临床探索在有经验的大型医疗中心开展；而对于腹腔镜近端胃癌切除及进展期胃癌的腹腔镜全胃切除目前缺乏研究证据，推荐临床研究。此外，新辅助治疗后的进展期胃癌是否可以施行腹腔镜手术仍需要更多的临床研究证据。

另外，机器人胃癌手术是近年来备受关注的问题。目前，虽尚无大样本前瞻性研究证实其在胃癌治疗中的价值。韩国学者报道了一项对比机器人胃癌手术与开放手术的回顾性研究结果[26]，纳入 421 例接受机器人手术及 1 663 例接受腹腔镜手术的胃癌病例，其结果显示在远期生存无差异的情况下，机器人手术组在手术出血量方面优于腹腔镜手术组。中国 7 家大中心的回顾性分析显示：对于腹腔镜手术，机器人手术的并发症更低，出血更低、淋巴结清扫更多，长期生存相当[27]。另外，我国学者也开展机器人远端胃切除（RDG）对比腹腔镜远端胃切除（LDG）的 2 项随机对照临床研究显示：RDG 的术后并发症较低，可清扫更多的胃周淋巴结[28-29]。因此，专家委员会认为，机器人胃癌手术的优势与价值仍需要更多临床研究证据以证实。

专家委员会认为，对于临床Ⅲ期患者，特别计划进行新辅助治疗的患者，应进行腹腔镜探查，使用 3 穿孔法，先评估是否存在腹膜转移，为了全面探查，推荐打开胃结肠韧带，观察网膜囊是否存在隐匿转移。如果存在腹膜转移，应送检明确诊断及进行 HER2、MMR 蛋白等检测以指导治疗；如未见明显腹膜转移，应利用生理盐水灌洗并留取腹腔冲洗液进行腹水细胞学检测。

c　消化道重建

在不影响胃癌手术根治性的前提下，需要考虑消化道重建手术的安全性以及对患者消化道生理功能的影响，消化道重建方式可以依据患者自身情况及术者的手术经验进行选择。

对于远端胃切除，Billroth Ⅰ式和 Billroth Ⅱ式是最常用的方法，两者手术并发症发生率相似，其中 Billroth Ⅰ式操作简便，更符合生理途径；而 Billroth Ⅱ式则不受切除范围限制，适用于肿瘤位置靠下，尤其是已侵犯幽门及十二指肠者，且肿瘤复发后再次手术机会较大，对这类进展期胃癌，更倾向推荐 Billroth Ⅱ式吻合[30]。Roux-en-Y 吻合相比于 Billroth Ⅰ式及Ⅱ式，能更有效地减轻胆汁反流，预防残胃炎的发生；但其手术操作相对复杂，而且增加了术后滞留综合征发生的机会[31]。

近端胃切除术虽然保留胃的部分功能，但是其破坏贲门抗反流以及保留幽门的延缓排空功能。因此，近端胃切除术后的消化道重建应尽量避免反流性食管炎的发生。尽管食管残胃吻合的吻合方式简便，手术时间短，吻合口少，术后短期并发症发生率低，但食管反流常见且严重[32]。

　　研究表明，双通道重建、改良后的管状胃 - 食管吻合、改良的食管胃吻合术的术后出现严重食管反流的概率明显下降[33-35]。空肠间置法相比于食管胃吻合，虽然可大幅度减少中重度食管反流的发生，但其手术操作复杂，且比食管胃吻合更多见腹部不适、上腹部饱胀感及呃逆等症状，所以其优势尚待进一步证实[36]，建议在有经验的大型医疗中心开展。因此，尚无公认的最佳消化道重建，专家委员会认为，近端胃切除术的消化道重建仍处于探索阶段，推荐有经验的大型医疗中心开展随机对照研究以探索合适的重建方式。

　　对于全胃切除，Roux-en-Y 法是首选吻合方法[2]。在 Roux-en-Y 的基础上加做空肠储袋消化道重建的患者术后生存质量更高，主要体现在进食量的增加和消化道症状的减少[37]。空肠间置代胃术操作复杂，存在更大的手术风险，且对生活质量的改善存在争议，建议在有经验的大型医疗中心开展。

　　注释 d、e、f 见下文。

参考文献

［1］中华人民共和国国家卫生和计划生育委员会. 胃癌规范化诊疗指南（试行）. 中国医学前沿杂志（电子版），2013, 5 (8): 29-36.

［2］JAPANESE GASTRIC CANCER ASSOCIATION. Japanese gastric cancer treatment guidelines 2014 (ver. 4). Gastric Cancer, 2017, 20 (1): 1-19.

［3］SASAKO M, SANO T, YAMAMOTO S, et al. Left thoracoabdominal approach versus abdominal-transhiatal approach for gastric cancer of the cardia or subcardia: A randomised controlled trial. Lancet Oncol, 2006, 7 (8): 644-651.

［4］KUROKAWA Y, TAKEUCHI H, DOKI Y, et al. Mapping of lymph node metastasis from esophagogastric junction tumors: A prospective nationwide multicenter study. Ann Surg, 2021, 274 (1): 120-127.

［5］BIONDI A, D'UGO D, CANANZI F, et al. Does a minimum number of 16 retrieved nodes affect survival in curatively resected gastric cancer？. Eur J Surg Oncol, 2015, 41 (6): 779-786.

［6］LIN JX, LIN JP, WANG ZK et al. Assessment of laparoscopic spleen-preserving hilar lymphadenectomy for advanced proximal gastric cancer without invasion into the greater curvature. JAMA Surgery, 2023, 158 (1): 10-18.

［7］SASADA S, NINOMIYA M, NISHIZAKI M, et al. Frequency of lymph node metastasis to the splenic hilus and effect of splenectomy in proximal gastric cancer. Anticancer Res, 2009, 29 (8): 3347-3351.

［8］AOYAGI K, KOUHUJI K, MIYAGI M, et al. Prognosis of metastatic splenic hilum lymph node in patients with gastric cancer after total gastrectomy and splenectomy. World J Hepatol, 2010, 2 (2): 81-86.

［9］SANO T, SASAKO M, MIZUSAWA J, et al. Randomized controlled trial to evaluate splenectomy in total gastrectomy for proximal gastric carcinoma. Ann Surg, 2017, 265 (2): 277-283.

[10] 焦旭光, 梁寒, 邓靖宇, 等. 进展期胃癌第 14v 组淋巴结转移的危险因素分析. 中华消化外科杂志, 2014, 13: 30-33.

[11] LIANG H, DENG J. Evaluation of rational extent lymphadenectomy for local advanced gastric cancer. Chin J Cancer Res, 2016, 28 (4): 397-403.

[12] EOM BW, JOO J, KIM YW, et al. Improved survival after adding dissection of the superior mesenteric vein lymph node (14v) to standard D2 gastrectomy for advanced distal gastric cancer. Surgery, 2014, 155 (3): 408-416.

[13] SHEN DF, CHEN DW, QUAN ZW, et al. Dissection of No. 13 lymph node in radical gastrectomy for gastric carcinoma. World J Gastroenterol, 2008, 14 (6): 936-938.

[14] EOM BW, JOO J, KIM YW, et al. Is there any role of additional retropancreatic lymph node dissection on D2 gastrectomy for advanced gastric cancer？. Ann Surg Oncol, 2013, 20 (8): 2669-2675.

[15] ETO K, HIKI N, KUMAGAI K, et al. Prophylactic effect of neoadjuvant chemotherapy in gastric cancer patients with postoperative complications. Gastric Cancer, 2018, 21 (4): 703-709.

[16] SASAKO M, SANO T, YAMAMOTO S, et al. D2 lymphadenectomy alone or with para-aortic nodal dissection for gastric cancer. N Engl J Med, 2008, 359 (5): 453-462.

[17] YANG HK, JI J, HAN SU, et al. Extensive peritoneal lavage with saline after curative gastrectomy for gastric cancer (EXPEL): A multicentre randomised controlled trial. Lancet Gastro enteral Hepatol, 2021, 6 (2): 120-127.

[18] KATAI H, MIZUSAWA J, KATAYAMA H, et al. Survival outcomes after laparoscopy-assisted distal gastrectomy versus open distal gastrectomy with nodal dissection for clinical stage I A or I B gastric cancer (JCOG0912): A multicentre, non-inferiority, phase 3 randomised controlled trial. Lancet Gastroenterol Hepatol, 2020, 5 (2): 142-151.

[19] KIM HH, HAN SU, KIM MC, et al. Effect of laparoscopic distal gastrectomy vs open distal gastrectomy on long-term survival among patients with stage I gastric cancer: The KLASS-01 randomized clinical trial. JAMA Oncol,

2019, 5 (4): 506-513.

[20] HYUNG WJ, YANG HK, HAN SU, et al. A feasibility study of laparoscopic total gastrectomy for clinical stage I gastric cancer: A prospective multi-center phase II clinical trial, KLASS 03. Gastric Cancer, 2019, 22 (1): 214-222.

[21] KATAI H, MIZUSAWA J, KATAYAMA H, et al. Single-arm confirmatory trial of laparoscopy-assisted total or proximal gastrectomy with nodal dissection for clinical stage I gastric cancer: Japan Clinical Oncology Group study JCOG1401. Gastric Cancer, 2019, 22 (5): 999-1008.

[22] LIU F, HUANG C, XU Z, et al. Morbidity and mortality of laparoscopic vs open total gastrectomy for clinical stage I gastric cancer: The CLASS02 multicenter randomized clinical trial. JAMA Oncol, 2020, 6 (10): 1590-1597.

[23] YU J, HUANG C, SUN Y, et al. Effect of laparoscopic vs open distal gastrectomy on 3-year disease-free survival in patients with locally advanced gastric cancer: The CLASS-01 randomized clinical trial. JAMA, 2019, 321 (20): 1983-1992.

[24] HYUNG WJ, YANG HK, PARK YK, et al. Long-term outcomes of laparoscopic distal gastrectomy for locally advanced gastric cancer: The KLASS-02-RCT randomized clinical trial. J Clin Oncol, 2020, 38 (28): 3304-3313.

[25] LI Z, SHAN F, YING X, et al. Assessment of laparoscopic distal gastrectomy after neoadjuvant chemotherapy for locally advanced gastric cancer: A randomized clinical trial. JAMA Surg, 2019, 154 (12): 1093-1101.

[26] SHIN HJ, SON SY, WANG B, et al. Long-term comparison of robotic and laparoscopic gastrectomy for gastric cancer: A propensity score-weighted analysis of 2084 consecutive patients. Ann Surg, 2021, 274 (1):128-137.

[27] LI ZY, ZHOU YB, LI TY, et al. Robotic, Laparoscopic Surgery Committee of Chinese Research Hospital Association. Robotic gastrectomy versus laparoscopic gastrectomy for gastric cancer: A multicenter cohort study of 5402 patients in China. Ann Surg, 2023, 277 (1): e87-e95.

[28] LU J, ZHENG C H, XU BB, et al. Assessment of robotic versus laparoscopic distal gastrectomy for gastric cancer: A randomized controlled trial. Ann Surg, 2021, 273 (5): p858-p867.

［29］ LI ZS, QIAN F, ZHAO YL, et al. A comparative study on perioperative outcomes between robotic versus laparoscopic D2 total gastrectomy. Int J Surg. 2022, 102: 106636.

［30］ KANG KC, CHO GS, HAN SU, et al. Comparison of Billroth Ⅰ and Billroth Ⅱ reconstructions after laparoscopy-assisted distal gastrectomy: A retrospective analysis of large-scale multicenter results from Korea. Surg Endosc, 2011, 25 (6): 1953-1961.

［31］ SHIRAISHI N, HIROSE R, MORIMOTO A, et al. Gastric tube reconstruction prevented esophageal reflux after proximal gastrectomy. Gastric Cancer, 1998, 1 (1): 78-79.

［32］ KIM HH, HAN SU, KIM MC, et al. Long-term results of laparoscopic gastrectomy for gastric cancer: A large-scale case-control and case-matched Korean multicenter study. J Clin Oncol, 2014, 32 (7): 627-633.

［33］ NUNOBE S, OKARO A, SASAKO M, et al. Billroth 1 versus Roux-en-Y reconstructions: A quality-of-life survey at 5 years. Int J Clin Oncol, 2007, 12 (6): 433-439.

［34］《近端胃切除消化道重建中国专家共识》编写委员会 . 近端胃切除消化道重建中国专家共识 (2020 版). 中华胃肠外科杂志 , 2020, 23: 101-108.

［35］ HWANG SH, PARK DJ, KIM HH et al. Short-term outcomes of laparoscopic proximal gastrectomy with double-tract reconstruction versus laparoscopic total gastrectomy for upper early gastric cancer: A KLASS 05 Randomized Clinical Trial. J Gastric Cancer 2022, 22: 94-106.

［36］ 梁寒 . 胃癌根治手术写真 . 天津 : 天津科技翻译出版有限公司 , 2013.

［37］ FEIN M, FUCHS KH, THALHEIMER A, et al. Long-term benefits of Roux-en-Y pouch reconstruction after total gastrectomy: a randomized trial. Ann Surg, 2008, 247 (5): 759-765.

2.1.1.2.3 可切除胃癌的围手术期治疗

2.1.1.2.3.1 术后辅助治疗

治疗方式	分层*	Ⅰ级推荐	Ⅱ级推荐	Ⅲ级推荐
术后辅助治疗[d]	Ⅱ期： $pT_1N_{2-3a}M_0$ $pT_2N_{1-2}M_0$ $pT_3N_{0-1}M_0$ $pT_{4a}N_0M_0$ D2、R0 切除	术后辅助化疗： XELOX（1A 类） S-1 单药（1A 类）	术后辅助化疗： XP（1B 类） SOX（1B 类）	术后辅助化疗： FOLFOX（2B 类）
	Ⅲ期： $pT_1N_{3b}M_0$； $pT_2N_3M_0$； $pT_3N_{2-3}M_0$； $pT_{4a}N_{1-3}M_0$； $pT_{4b}N_{0-3}M_0$； D2、R0 切除	术后辅助化疗： XELOX（1A 类） SOX（1A 类）	术后辅助化疗： S-1×1-DS×7-S1 至 1 年***（1A 类）	术后辅助化疗： FOLFOX（2B 类）

术后辅助治疗（续）

治疗方式	分层[*]	Ⅰ级推荐	Ⅱ级推荐	Ⅲ级推荐
术后辅助治疗[a]	$pT_{2\sim4}N$ 任何 M_0，R0 切除；未达到 D2	术后放化疗：DT45~50.4Gy（同期氟尿嘧啶类）（1A类）	MDT 讨论后续治疗方案	
	$pT_{2\sim4}N$ 任何 M_0 R1、R2 切除	术后放化疗[**]：DT45~50.4Gy（同期氟尿嘧啶类）（2A类）	MDT 讨论后续治疗方案	

注：*. 依据第 8 版 AJCC/UICC 胃癌病理学 TNM 分期（pTNM）；

**. 对阳性切缘或残留肿瘤部位，可视具体情况缩野追加剂量；

***. 对于术后体能差的患者，可以考虑优先应用。

2.1.1.2.3.2 新辅助治疗

治疗方式	分层[*]	I 级推荐	II 级推荐	III 级推荐
新辅助治疗[b, c]	非食管胃结合部癌[b]：$cT_{3\sim4a}N_+M_0$，c III 期	新辅助化疗 SOX（1A 类）	新辅助化疗：DOS（1B 类）FLOT4（1B 类）	新辅助化疗：XELOX（2A 类）FOLFOX（2A 类）
	食管胃结合部癌：$cT_{3\sim4a}N_+M_0$，c III 期	新辅助放化疗：DT 45~50.4Gy（同期氟尿嘧啶类、铂类或紫杉类）（1B 类）	新辅助化疗：XELOX（2A 类）FOLFOX（2A 类）SOX（1B 类）FLOT4（1B 类）DOS（1B 类）	新辅助放疗（不能耐受化疗者）（2B 类）

新辅助治疗（续）

治疗方式	分层[*]	I 级推荐	II 级推荐	III 级推荐
新辅助治疗[e]	$cT_{4b}N$ 任何 M_0，c ⅣA 期（无不可切除因素）	MDT 讨论个体化治疗方案	腹腔镜探查[b]（1B 类）；新辅助放化疗 + 胃切除（联合脏器切除）术 + 辅助放化疗（2B 类）新辅助化疗 SOX（1B 类）新辅助化疗 DOS（1B 类）	鼓励参加临床试验
	新辅助治疗后 R1/R2 切除	MDT 讨论后续治疗方案	鼓励参加临床试验	
	新辅助治疗后局部进展	MDT 讨论后续治疗方案	鼓励参加临床试验	

注：*. 依据第 8 版 AJCC/UICC 胃癌临床 TNM 分期（cTNM）。

【注释】

a 可切除胃癌的术后辅助治疗

对于 D2 根治性手术基础的可切除胃癌，已有 4 项大型Ⅲ期临床研究证实术后辅助化疗的价值。可切除胃癌术后辅助化疗适应证为：D2 根治术且未接受术前治疗的术后病理分期Ⅱ期及Ⅲ期进展期胃癌患者。对于Ⅱ期患者，推荐方案为 S-1 单药（口服至术后 1 年），或卡培他滨联合奥沙利铂[1-2]；2018 年 ASCO 公布的 JACCRO GC-07 研究[3]显示，术后 6 周期多西他赛联合 S-1 后继续口服 S-1 单药方案（DS 序贯 S-1）较 S-1 单药进一步改善Ⅲ期进展期胃癌生存。2019 年 ESMO 公布的 RESOLVE 研究显示[4]，对于 cT_{4a}/N_+M_0 或 cT_{4b}/N_xM_0 局部晚期胃癌患者，D2 根治术后 8 个周期的 SOX 辅助化疗方案非劣于 XELOX 方案。2019 年 ASCO-GI 公布的 ARTIST-Ⅱ研究[5]入组 900 例 D2 根治术后淋巴结阳性的Ⅱ~Ⅲ期胃癌患者，结果显示：与 S-1 单药相比，辅助 SOX 或 SOXRT 可以显著延长 DFS。近年尝试基于肿瘤和患者特征等建立列线图和生存预测模型用于评估Ⅱ/Ⅲ期胃癌术后个体化辅助化疗的生存获益。国内 WANG ZX 等[6]回顾分析了来自国内三大中心的 1 464 例 pT_{3-4} 或 N_+ 且 D2 术后接受氟尿嘧啶类药物联合奥沙利铂（F-Ox）方案辅助化疗的胃癌病例数据，结果显示构建的列线图与第 7 版胃癌国际分期相比较有更强的分辨能力，可用于指导筛选从 F-Ox 辅助化疗获益的胃癌人群。

目前对于病理分期Ⅰ期的患者是否可以从术后辅助化疗中获益尚不明确，建议对于Ⅰ期合并高危因素，如低龄（<40 岁），组织学分级高级别或低分化，神经束侵犯，或血管、淋巴管浸润等人群行研究性治疗。

对于可切除胃癌，根治术后放化疗Ⅲ期临床研究在东西方获得了不同的结论，美国 INT0116 研究[7]证实术后 5-FU 同步放化疗对比单纯手术可以改善整体生存，但该研究的手术基础以 D0/D1 为主。韩国 ARTIST 研究比较 D2 手术后辅助放化疗和辅助化疗，总体人群未能获得生存优势，但放疗使局部复发率从 13% 降低至 7%，淋巴结阳性和 Lauren 分型为肠型的患者有生存获益趋势[8]。然而入组 D2 术后淋巴结阳性胃癌患者的 ARTIST-Ⅱ研究[5]未能证实 SOX 方案联合放疗可改善生存。因此，对可手术切除胃癌 D2 根治术后，辅助放化疗不作常规推荐。但临床应用中，对于术后分期较晚，局部复发风险高的患者，可在充分的全身治疗后考虑辅助放化疗，局部区域高危因素包括安全切缘不充分（小于 2cm），脉管癌栓，神经束周围侵犯，N_3 或转移淋巴结比例>25%。

对于手术未能达到 R0 切除者（非远处转移因素），推荐术后放化疗[9]或 MDT 讨论[10]决定治疗方案。

现阶段食管胃结合部癌的辅助化疗往往依据亚洲胃腺癌的研究结论。4 项大型Ⅲ期临床研究中 JACCRO GC-07 食管胃结合部癌占比 23.4%，ARTIST 研究中占比 4.8%，CLASSIC 研究中占 2.3%，ACTS-GC 研究中仅占 1.4%。专门针对食管胃结合部癌的辅助化疗及辅助放化疗的随机对照研究较少。

b 进展期胃癌术前治疗及围手术期化疗

胃癌围手术期治疗（新辅助放化疗 + 手术 + 辅助放化疗 / 化疗）在西方国家已进行了许多研究，证实与单纯手术相比，这种治疗模式可使肿瘤降期、提高 R0 切除率和改善整体生存，且不会增加术后并发症及病死率。此外，也有多项来自亚洲基于 D2 手术的研究显示，术前化疗显著提高肿瘤缓解率及 R0 切除率，安全性良好。然而，D2 基础上的围手术期放化疗对于进展期胃癌整体生存的影响，尤其是对比术后辅助化疗模式的优势，还需要等待正在开展的大样本Ⅲ期临床研究的结果。RESOLVE 研究[5] 是我国学者牵头开展的一项大样本随机对照Ⅲ期临床研究，旨在比较 D2 根治术后使用 XELOX（卡培他滨 + 奥沙利铂）（组 A）或 SOX（奥沙利铂 + S-1）（组 B）与围手术期使用 SOX（C 组）的效果和安全性。2019 年 ESMO 公布的研究结果显示，对 cT_{4a}/N_xM_0 或 cT_{4b}/N_xM_0 局部进展期胃癌患者，术前给予 3 个周期 SOX 新辅助化疗，以及术后 5 个周期 SOX 方案联合 3 个周期 S-1 单药，较术后 XELOX 辅助化疗组可显著提高 3 年 DFS，并提高 R0 切除率，因此将 3 个周期 SOX 新辅助化疗，术后 5 个周期 SOX 联合 3 个周期 S-1 单药方案推荐为胃癌的围手术期治疗方案。另外，同期报道的 PRODIGY 研究[11] 显示，对于 $cT_{2/3}N_+M_0$ 或 cT_4/N_xM_0 的局部进展期胃癌，术前 3 个周期 DOS 新辅助化疗加上术后 8 个周期 S-1 单药，较手术及术后 8 个周期 S-1 单药辅助化疗组，可达到降期效果，显著改善患者的 3 年 DFS 率。2022 年 MATCH 研究[12] 显示，DOS 组和 SOX 组术前新辅助治疗 MRP 率分别为 25.45 及 11.8%，R0 切除率为 78.9% 和 61.8%，3 年 PFS 分别为 52.3% 和 35%。因此，DOS 方案也可以作为胃癌术前化疗的推荐方案。

此外，胃癌术前化疗推荐方案还包括：奥沙利铂联合卡培他滨（XELOX）[13]，奥沙利铂联合氟尿嘧啶（FOLFOX）[14]，顺铂联合 S-1（SP）[15]，奥沙利铂联合 S-1（SOX）[16]。大型前瞻Ⅲ期研究 FLOT4-AIO 研究[17] 结果显示，对比 ECF/ECX 方案，FLOT 方案（多西他赛联合奥沙利铂以及 5-FU/LV）进一步改善 3 年的 OS 和 DFS，有更好的病理缓解率和 R0 切除率，因此，FLOT 方案也可以作为胃癌术前化疗推荐方案。近年来，关于 HER2 阳性胃癌的新辅助抗 HER2

治疗和 HER2 阴性胃癌的化疗加免疫新辅助治疗，但是样本量都较小，证据级别较低，尚不足以作为标准推荐。因此，对于上述患者优先推荐其参加临床研究。对于 dMMR 患者的免疫治疗，免疫新辅助和辅助是未来发展趋势，GERCOR NEONIPIGA 研究[18]及 INFNITY 研究[19]均显示，PD-1/PD-L1 抗体联合 CTLA-4 抗体术前新辅助治疗 pCR 率分别为 59% 及 60%。pMMR 型胃癌新辅助免疫联合化疗及放化疗目前也有很多研究数据发表，但目前数据尚不成熟，样本量最大的 DANTE 研究[20]证实 FLOT + 阿替利珠单抗相比 FLOT 可改善肿瘤降期，pCR 率分别为 24% 及 15%，MSI-H 患者 pCR 率为 63%。因此，对于上述患者优先推荐其参加临床研究。

国际多中心 CRITICS 研究[21]结果表明，Ⅰb ~ Ⅳa 期可切除性胃或食管胃结合部腺癌，接受术前 ECC/EOC 化疗和较充分的淋巴结清扫（D1+ 占 86%）根治术后，采用术后放化疗对比术后化疗未能改善生存。但该研究治疗方案完成率仅为 50%，入组患者中Ⅰ~Ⅱ期占 60%，放射治疗未能充分发挥改善局部区域控制的作用（15% vs 11%），这些都降低了其临床参考价值。

关于 T_{4b} 且不具备不可切除因素的胃癌患者的治疗方式选择，综合目前的研究证据[22-24]，有以下几点需要考虑：① R0 切除是独立预后因素；②联合脏器切除后的并发症发生率很高，接近 40%，其中接受联合胰十二指肠切除者最高；③周围脏器受累的情况非常复杂，很难制订统一的治疗原则。因此，对此类患者建议进行 MDT 讨论，依据其个体化因素制订治疗方案；另外，新辅助治疗有可能提高 R0 切除率，可作为治疗选择；对于可以达到 R0 切除的患者，联合脏器切除是可以接受的手术方式，但联合胰十二指肠切除应非常慎重！

一项多中心 meta 分析纳入新辅助化疗的 MAGIC 研究及三项辅助化疗的研究（包括 CLASSIC、ARTIST 和 ITACA-S）[25]，探索 MSI 状态与手术预后及围手术期化疗疗效的关系。

结果显示，对于可手术切除 dMMR/MSI-H 患者，与术后辅助化疗相比，单纯手术预后更佳。目前多个小样本回顾性研究结果显示 dMMR、MSI-H 胃癌患者预后良好，但辅助化疗获益结果不一致[26]。总体来说，考虑到人群所占比例太小，现有证据落实到临床实践还具有一定争议性，兼顾化疗相关不良反应和卫生经济学考量等，dMMR/MSI-H 胃癌（新）辅助治疗决策优先推荐患者参加免疫治疗临床研究，其次建议与患者及家属详细沟通，选择术后观察或化疗。

但对于中远端胃癌，术前放化疗疗效、特别是对比围手术期化疗模式的对比，尚有待正在开展的 III 期临床研究结果。国际多中心 TOPGEAR 研究（NCT01924819）[27]、荷兰的 CRITICS- II 研究（NCT02931890）[28]、中山大学 5 010 多中心研究（NCT01815853）和中国医学科学院肿瘤医院（NCT04062058）目前正在对胃癌术前放化疗展开积极探索。

对新辅助治疗，应及时进行疗效评价，评价手段可采用内镜超声、CT 及 PET/CT。

对比 CT 等影像学检查，腹腔镜探查可提高对进展期胃癌腹腔种植以及微小肝转移的诊断率，且可同步进行腹腔灌洗液细胞学检查，因此，新辅助治疗前对肿瘤分期较晚（T_{3-4} 或 N_+）的患者推荐进行腹腔镜探查及腹水细胞学检查[29]。

对于新辅助治疗后手术切除标本病理证实为 CR 患者，目前尚无研究证实术后改变原化疗方案或不进行辅助化疗对患者预后的影响，因此，仍推荐术后辅助化疗按照原化疗方案进行。

对于新辅助治疗后达到 R0 切除的患者，如术前影像/病理评价有效，术后辅助化疗推荐按照原化疗方案进行。

对于新辅助治疗后疾病进展的患者，预计可达到 R0 切除者，仍可以考虑手术切除；对于判断无法达到 R0 切除者，目前尚缺乏充分的临床证据，建议进行 MDT 讨论，以决定进一步的治疗方案。

对于新辅助化疗后手术未达到 R0 切除者（非远处转移因素），可推荐术后放化疗或进行 MDT 讨论，决定进一步治疗方案，若术前已经行放化疗，建议进行 MDT 讨论，决定治疗方案或行姑息治疗。

c　食管胃结合部（EGJ）癌的围手术期治疗模式

食管胃结合部癌的围手术期治疗选择有一定的特殊性，原因在于东西方国家的临床研究从研究设计到结果等存在差异。亚洲国家多项获得阳性结果的 D2 术后辅助化疗的临床研究中，入组食管胃结合部癌患者的比例很低，尽管整体人群从术后辅助化疗中生存获益，但尚不能确定亚洲国家的食管胃结合部癌患者是否可获益。欧洲国家的多项围手术期治疗的临床研究中，食管胃结合部癌患者比例较高，如 FFCD 研究 60%，FLOT4-AIO 研究 56%，提示对于西方国家食管胃结合部癌患者，围手术期化疗是一种有效的治疗方式。RESOLVE 研究包含 36.5% 的食管胃结合部癌患者，提示在亚洲人群中围手术期化疗也是有效手段。

对于食管胃结合部腺癌或食管中下段腺（鳞）癌，新辅助放化疗 + 手术 + 辅助化疗模式临床研究结果显示可以达到肿瘤降期、提高 R0 切除率并改善整体生存，且不增加术后并发症及病死率[30-31]，是标准治疗方式。德国针对和贲门腺癌（Siewert Ⅰ - Ⅲ）术前化疗联合放化疗Ⅲ期临床研究（POET 研究）的长期随访结果表明，术前化疗联合放化疗相比术前化疗具有减少复发和延长生存的趋势，未显著增加治疗毒性和围手术期并发症[32]。美国 RTOG-9904 等多项多中心Ⅱ期临床研究结果显示了局部晚期胃癌术前放化疗的良好疗效[33]。因此，术前放化疗联合 D2 手术的治疗模式目前推荐的适应证为Ⅲ期食管胃结合部癌，同步化疗方案为：紫杉醇联合氟尿嘧啶类或铂类、氟尿嘧啶类联合铂类。

食管或胃腺癌（包括食管胃结合部癌）术前新辅助化疗及围手术期化疗的研究也逐步增多并且已经公布了最终结果，成为Ⅰ类证据。与既往已经发表的 MAGIC、FLOT4-AIO、EORTC40954 和 FFCD9703 一样，近年亚洲研究者进行的 RESOLVE 研究[4]、PRODIGY 研究[11] 和 RESONANCE 研究[34] 等，均包含了部分食管胃结合部癌患者。PRODIGY 研究[11] 中食管胃结合部癌占 5.6%，术前 DOS 方案新辅助化疗可达到降期效果，提高 R0 切除率并延长 PFS；RESOLVE 研究[4] 中食管胃结合部癌占 36.5%，较术后 XELOX 辅助化疗组，术前 SOX 方案新辅助化疗可提高 R0 切除率并延长 DFS。一项复旦大学中山医院进行的倾向评分匹配研究[35] 提示，术前 DOS 方案无论是在 PFS 还是在 OS 上，均较 XELOX 方案疗效更好，其中食管胃结合部癌占 32%。参考这几项研究，DOS 方案和 SOX 方案也可用于食管胃结合部癌新辅助化疗。

此外，食管胃结合部癌术前新辅助放化疗对比新辅助化疗目前已有研究进行了探索。POET 研究[32] 也显示术前放化疗对食管胃结合部癌的潜在优势。但 2019 年的一项 meta 分析显示，新辅助放化疗对比新辅助化疗在食管胃结合部腺癌中提高了 pCR 率，减少了局部复发，但是并没有延长 OS，与 POET 研究结论有区别[36]。2021 年 NEO AEGIES 比较了强化三药围手术期化疗与术前 CROSS 方案同步放化疗，结果显示三药围手术期化疗总生存并不比 CROSS 方案差，3 年生存率分别是 57% 和 56%，但术前同步放化疗肿瘤退缩更好，且不增加负面影响[37]。

综上所述，基于目前研究证据，对于 EGJ 癌，围手术期放化疗 / 围手术期强化三药化疗相对于术后辅助化疗可能更适合，但还需要进一步积累中国患者相关数据。

参考文献

[1] BANG YJ, KIM YW, YANG HK, et al. Adjuvant capecitabine and oxaliplatin for gastric cancer after D2 gastrectomy (CLASSIC): A phase 3 open-label, randomised controlled trial. Lancet, 2012, 379 (9813): 315-321.

[2] LEE J, LIM DH, KIM S, et al. Phase Ⅲ trial comparing capecitabine plus cisplatin versus capecitabine plus cisplatin with concurrent capecitabine radiotherapy in completely resected gastric cancer with D2 lymph node dissection: The ARTIST trial. J Clin Oncol, 2012, 30 (3): 268-273.

[3] YOSHIDA K, KODERA Y, KOCHI M, et al. Addition of docetaxel to oral fluoropyrimidine improves efficacy in patients with stage Ⅲ gastric cancer: Interim analysis of JACCRO GC-07, a randomized controlled trial. J Clin Oncol, 2019, 37 (15): 1296-1304.

[4] ZHANG XT, LIANG H, LI ZY, et al. Perioperative or postoperative adjuvant oxaliplatin with S-1 versus adjuvant oxaliplatin with capecitabine in patients with locally advanced gastric or gastro-oesophageal junction adenocarcinoma undergoing D2 gastrectomy (RESOLVE): An open-label, superiority and non-inferiority, phase 3 randomised controlled trial. Lancet Oncol, 2021, 22 (8): 1081-1092.

[5] PARK SH, LIM DH, SOHN TS, et al. A randomized phase Ⅲ trial comparing adjuvant single-agent S1, S-1 with oxaliplatin, and postoperative chemoradiation with S-1 and oxaliplatin in patients with node-positive gastric cancer after D2 resection: The ARTIST 2 trial. Ann Oncol, 2021, 32 (3): 368-374.

[6] WANG ZX, LI GX, ZHOU ZW, et al. Validation of a nomogram for selecting patients for chemotherapy after D2 gastrectomy for cancer. Br J Surg, 2017, 104 (9): 1226-1234.

[7] MACDONALD JS, SMALLEY SR, BENEDETTI J, et al. Chemoradiotherapy after surgery compared with surgery

alone for adenocarcinoma of the stomach or gastroesophageal junction. N Engl J Med, 2001, 345 (10): 725-730.

［8］ PARK S H, SOHN T S, LEE J, et al. Phase Ⅲ trial to compare adjuvant chemotherapy with capecitabine and cisplatin versus concurrent chemoradiotherapy in gastric cancer: Final report of the adjuvant chemoradiotherapy in stomach tumors trial, including survival and subset analyses. J Clin Oncol, 2015, 33 (28): 3130-3136.

［9］ STIEKEMA J, TRIP AK, JANSEN EP, et al. The prognostic significance of an R1 resection in gastric cancer patients treated with adjuvant chemoradiotherapy. Ann Surg Oncol, 2014, 21 (4): 1107-1114.

［10］ 中华人民共和国国家卫生和计划生育委员会. 胃癌规范化诊疗指南（试行）. 中国医学前沿杂志（电子版），2013,(8): 56-63.

［11］ KANG KY, YOOK JH, PARK YK, et al. LBA41: Phase Ⅲ randomized study of neoadjuvant chemo-therapy (CT) with docetaxel (D), oxaliplatin (O) and S-1 (S)(DOS) followed by surgery and adjuvant S-1, vs surgery and adjuvant S-1, for resectable advanced gastric cancer (GC)(PRODIGY). Ann Oncol, 2019, 30 (5): v876-v877.

［12］ ZHANG W, DU CX, JIANG ZC, et al. Perioperative chemotherapy with docetaxel plus oxaliplatin and S-1 (DOS) versus oxaliplatin plus S-1 (SOX) for locally advanced gastric or gastro-esophageal junction adenocarcinoma (MATCH): An open-label, randomized, phase 2 study. J Clin Oncol, 2022, 40 (suppl 16): abstr 4031.

［13］ SUMPTER K, HARPER-WYNNE C, CUNNINGHAM D, et al. Report of two protocol planned interim analyses in a randomised multicentre phase Ⅲ study comparing capecitabine with fluorouracil and oxaliplatin with cisplatin in patients with advanced oesophagogastric cancer receiving ECF. Br J Cancer, 2005, 92 (11): 1976-1983.

［14］ LI ZY, KOH CE, BU ZD, et al. Neoadjuvant chemotherapy with FOLFOX: Improved outcomes in Chinese patients with locally advanced gastric cancer. J Surg Oncol, 2012, 105 (8): 793-799.

［15］ KOCHI M, FUJII M, KANAMORI N, et al. Phase Ⅱ study of neoadjuvant chemotherapy with S-1 and CDDP in patients with lymph node metastatic stage Ⅱ or Ⅲ gastric cancer. Am J Clin Oncol, 2017, 40 (1): 17-21.

［16］ 李涛, 陈凛. SOX方案新辅助化疗用于进展期胃癌的有效性和安全性研究. 中华胃肠外科杂志, 2011, 14 (2):

104-106.

[17] AL-BATRAN S-E, HOMANN N, PAULIGK C, et al. Perioperative chemotherapy with fluorouracil plus leucovorin, oxaliplatin, and docetaxel versus fluorouracil or capecitabine plus cisplatin and epirubicin for locally advanced, resectable gastric or gastro-oesophageal junction adenocarcinoma (FLOT4): A randomised, phase 2/3 trial. Lancet, 2019, 393 (10184): 1948-1957.

[18] ANDRÉ T, TOUGERON D, PIESSEN G, et al. Neoadjuvant nivolumab plus ipilimumab and adjuvant nivolumab in localized deficient mismatch repair/microsatellite instability-high gastric or esophagogastric junction adenocarcinoma: The GERCOR NEONIPIGA Phase II Study. J Clin Oncol, 2023, 41 (2): 255-265.

[19] PIETRANTONIO F, RAIMONDI A, LONARDI S, et al. INFINITY: A multicentre, single-arm, multi-cohort, phase II trial of tremelimumab and durvalumab as neoadjuvant treatment of patients with microsatellite instability-high (MSI) resectable gastric or gastroesophageal junction adenocarcinoma (GAC/GEJAC). J Clin Oncol, 2023 (suppl 4): abstr 358.

[20] AL-BATRAN S-E, LORENZEN S, THUSS-PATIENCE PC, et al. Surgical and pathological outcome, and pathological regression, in patients receiving perioperative atezolizumab in combination with FLOT chemotherapy versus FLOT alone for resectable esophagogastric adenocarcinoma: Interim results from DANTE, a randomized, multicenter, phase IIb trial of the FLOT-AIO German Gastric Cancer Group and Swiss SAKK. J Clin Oncol, 2022, 40 (16_suppl): 4003.

[21] CATS A, JANSEN E, VAN GRIEKEN N, et al. Chemotherapy versus chemoradiotherapy after surgery and preoperative chemotherapy for resectable gastric cancer (CRITICS): An international, open-label, randomised phase 3 trial. Lancet Oncol, 2018, 19 (5): 616-628.

[22] MITA K, ITO H, KATSUBE T, et al. Prognostic factors affecting survival after multivisceral resection in patients with clinical T4b gastric cancer. J Gastrointest Surg, 2017, 21 (12): 1993-1999.

胃癌综合治疗

［23］ ROBERTS P, SEEVARATNAM R, CARDOSO R, et al. Systematic review of pancreaticoduodenec-tomy for locally advanced gastric cancer. Gastric Cancer, 2012, 15 Suppl 1: S108-S115.

［24］ XIAO L, LI M, XU F, et al. Extended multi-organ resection for cT4 gastric carcinoma: A retrospective analysis. Pak J Med Sci, 2013, 29 (2): 581-585.

［25］ PIETRANTONIO F, MICELI R, RAIMONDI A, et al. Individual patient data meta-analysis of the value of micro-satellite instability as a biomarker in gastric cancer. J Clin Oncol, 2019, 37 (35): 3392-3400.

［26］ KIM JW, CHO SY, CHAE J, et al. Adjuvant chemotherapy in microsatellite instability-high gastric cancer. Cancer Res Treat, 2020, 52 (4): 1178-1187.

［27］ LEONG T, SMITHERS BM, MICHAEL M, et al. TOPGEAR: A randomised phase Ⅲ trial of perioperative ECF chemotherapy versus preoperative chemoradiation plus perioperative ECF chemotherapy for resectable gastric cancer (an international, intergroup trial of the AGITG/TROG/EORTC/NCIC CTG). BMC Cancer, 2015, 15: 532.

［28］ SLAGTER AE, JANSEN E, VAN LAARHOVEN H, et al. CRITICS-Ⅱ: A multicentre randomised phase Ⅱ trial of neo-adjuvant chemotherapy followed by surgery versus neo-adjuvant chemotherapy and subsequent chemoradio-therapy followed by surgery versus neo-adjuvant chemoradiotherapy followed by surgery in resectable gastric cancer. BMC Cancer, 2018, 18 (1): 877.

［29］ IKOMA N, BLUM M, CHIANG YJ, et al. Yield of staging laparoscopy and lavage cytology for radiologically occult peritoneal carcinomatosis of gastric cancer. Ann Surg Oncol, 2016, 23 (13): 4332-4337.

［30］ SHAPIRO J, VAN LANSCHOT JJB, HULSHOF MCCM, et al. Neoadjuvant chemoradiotherapy plus surgery versus surgery alone for oesophageal or junctional cancer (CROSS): Long-term results of a randomised controlled trial. Lancet Oncol, 2015, 16 (9): 1090-1098.

［31］ WANG X, JIN J, ZHAO DB, et al. A randomized phase Ⅱ trial of neoadjuvant chemotherapy compared with chemoradio-therapy in locally advanced gastric adenocarcinoma. Int J Radiat Oncol Biol Phys, 102, 3 (Supplement): S29-S30.

[32] STAHL M, WALZ MK, STUSCHKE M, et al. Phase Ⅲ comparison of preoperative chemotherapy compared with chemoradiotherapy in patients with locally advanced adenocarcinoma of the esophagogastric junction. J Clin Oncol, 2009, 27 (6): 851-856.

[33] AJANI JA, WINTER K, OKAWARA GS, et al. Phase Ⅱ trial of preoperative chemoradiation in patients with localized gastric adenocarcinoma (RTOG 9904): Quality of combined modality therapy and pathologic response. J Clin Oncol, 2006, 24 (24): 3953-3958.

[34] WANG XX, LI S, XIE TY, et al. Early results of the randomized, multicenter, controlled evaluation of S-1 and oxaliplatin as neoadjuvant chemotherapy for Chinese advanced gastric cancer patients (RESONANCE Trial). J Clin Oncol 2020, 38 (4_suppl): 280.

[35] WANG Y, CHENG X, CUI YH, et al. Efficacy after preoperative capecitabine and oxaliplatin (XELOX) versus docetaxel, oxaliplatin and S1 (DOS) in patients with locally advanced gastric adenocarcinoma: A propensity score matching analysis. BMC Cancer, 2018, 18 (1): 702.

[36] PETRELLI F, GHIDINI M, BARNI S, et al. Neoadjuvant chemoradiotherapy or chemotherapy for gastroesophageal junction adenocarcinoma: A systematic review and meta-analysis. Gastric Cancer, 2019, 22 (2): 245-254.

[37] JOHN V. REYNOLD S, SHAUN R, et al. Neo-AEGIS Neoadjuvant trial in Adenocarcinoma of the Esophagus and Esophago-Gastric Junction International Study): Preliminary results of phase Ⅲ RCT of CROSS versus perioperative chemotherapy (Modified MAGIC or FLOT protocol).(NCT01726452). J Clin Oncol, 2021, 39 (15_suppl): 4004.

2.1.2 不可手术切除局部进展期胃癌的综合治疗

分期	分层	I 级推荐	II 级推荐	III 级推荐
不可切除	PS=0~1 分	同步放化疗 [a~c, e, f] (1A 类) [①③] 进行 MDT 讨论，评价同步放化疗后的手术可能性，如能做到完全性切除，可考虑手术治疗	化疗 [b, c, g]（2B 类）[②] 放疗 [b, c, e~h]（2B 类）[③] 进行 MDT 讨论，评价化疗或放疗后的手术可能性，如能做到完全性切除，可考虑手术治疗	化疗[②] + 放疗 [b-h] 或同步放化疗 [a~f]（3 类）[①③] 进行 MDT 讨论，评价化疗序贯放疗 / 同步放化疗后的手术可能性，如能做到完全性切除，可考虑手术治疗
	PS=2 分	最佳支持治疗 / 对症处理（1A 类）可通过短路手术、内镜下治疗、内置支架、姑息放疗等方法改善营养状况、缓解出血、梗阻或疼痛等症状	最佳支持治疗 / 对症处理 + 化疗 ± 放疗 [b~h]（2A 类）经营养支持、对症处理后若患者一般状况好转，可考虑化疗[②]加或不加姑息性放疗	

注：[①]同步放化疗方案：卡铂 + 紫杉醇（1A 类）[1]。
顺铂 +5-FU 或卡培他滨或替吉奥（1A 类）[2]。

奥沙利铂 +5-FU 或卡培他滨或替吉奥（2B 类）[3]。

紫杉醇 +5-FU 或卡培他滨或替吉奥（2B 类）[4, 5]。

卡培他滨（2B 类）[6, 7]。

替吉奥（2B 类）[8, 9, 10]。

5-FU（1A 类）[11]。

②系统治疗方案：详见晚期转移性胃癌的化疗、靶向及免疫治疗方案。

③放疗：三维适形放疗 / 调强放疗。

说明：胃癌手术不可切除原因主要有以下两类：①因肿瘤原因不可切除：包括原发肿瘤外侵严重，与周围正常组织无法分离或已包绕大血管；区域淋巴结转移固定、融合成团，或转移淋巴结不在手术可清扫范围内；肿瘤远处转移或腹腔种植（包括腹腔灌洗液细胞学阳性）等。②因存在手术禁忌证不可切除或拒绝手术者，包括全身情况差，严重的低蛋白血症和贫血、营养不良可能无法耐受手术，合并严重基础疾病不能耐受手术等。

【注释】

a 对于肿瘤不可切除且一般情况良好患者，若肿瘤尚局限，放疗科医师评估可行放疗者，建议先行同步放化疗。研究证实，同步放化疗在肿瘤降期率和病理缓解率等方面优于单纯化疗或单纯放疗。若放化疗后肿瘤退缩较好，再次评估手术的可能性，争取根治性切除。部分文献报道，对于可耐受手术的、一般情况较好的局部晚期胃癌患者，无论是根治性还是姑息性切除，均可带来生存受益[12-13]。回顾性研究表明，即使不能手术切除的患者，放化疗较单纯化疗有生存获益，少数患者可获得长期无病生存[14-15]。

b 对于局部肿瘤或淋巴结侵犯范围过于广泛的患者，经放疗科医师根据 MDT 会诊意见评估，放疗靶区过大可能导致患者无法耐受同步放化疗，可行单纯化疗或单纯放疗[16]，化疗或放疗后提交多学科团队会诊。少数对化疗敏感者可行手术治疗，达到根治性切除，若肿瘤仍无法切除，可考虑化疗序贯放疗或同步放化疗，放疗结束后再评估手术的可能性。

c 采用化疗序贯放化疗还是首选同步放化疗，由放疗科医师综合 MDT 会诊意见及患者身体状况和放疗照射范围进行评估。通常来讲，同步放化疗疗效优于单纯放疗[17]，仅在患者无法耐受同步放化疗时选择单纯放疗。同步放化疗时化疗方案的选择参照肿瘤的部位（食管胃结合部和胃）及不同临床研究方案，短程诱导化疗也有利于筛选敏感的化疗药物。化疗后的患者对放疗耐受性变差，联合双药的同步放化疗方案可能会降低放疗完成率，此时需加强制酸、营养支持等治疗，降低药物剂量，或考虑单药氟尿嘧啶类药物的同步放化疗方案[6-10]。

d 随着免疫检测点抑制剂（ICIs）联合化疗在晚期或复发性胃癌应用的增加，局部进展期胃癌放化疗联合免疫治疗的研究也获得了越来愈多的数据。已发表的几项 Ⅱ 期临床研究[18-21]结果显示，ICIs 免疫治疗联合放化疗用于标准化疗失败的不可切除的晚期或复发性胃癌的挽救治疗，以及局部进展期食管胃结合部和 / 或胃腺癌的术前治疗，均取得了良好的肿瘤反应率，主要病理反应率（MPR）达 48.7%~73.7%，完全缓解率（pCR）达 22.6%~42.1%，并且治疗毒副反应可安全耐受，值得进一步积累临床数据，并研究联合治疗的化疗药物、放疗靶区及剂量分割等。

e 放疗建议采用三维适形和调强放疗的精确放疗技术。已有多个放射物理方面的研究表明，相较于既往的常规二维放疗技术，三维适形或调强放疗在靶区剂量分布和正常组织和器官保护等方面均表现优异，特别是对于胃肠道、肾脏或肝脏的保护等方面，可降低放疗相关不良反应[22-23]。

f 放疗照射野设计：对于有手术可能性的患者，除了必须包括的治疗前影像学所确定的可视肿瘤（原发、转移肿瘤或转移淋巴结等），可适当外扩包括高危的淋巴结引流区。放疗剂量：DT 45~50.4Gy，评估疗效后决定手术或继续行全身治疗。对于预期不能切除的患者，根治性放疗剂量：DT 50~60Gy。体弱及肿瘤广泛不考虑手术者，建议仅包括可视肿瘤，不行淋巴结区的预防照射。姑息性放疗剂量：DT 30~40Gy/10~20 次。具体放疗范围和剂量根据患者一般情况、照射野大小、预计生存期和对正常组织和器官可能造成的放射损伤等多方面考虑。

g 与最佳支持治疗相比，有效的系统治疗可延长晚期或转移性胃癌患者生存期[24]。因此，对于消化道梗阻、贫血、梗阻性黄疸等导致一般状态较差的患者，建议先行营养管置入，或支架置入、或胃肠道短路手术、局部姑息放疗以及对症支持治疗（建议 2~4 周，时间过长，肿瘤可能进展明显），一般状况改善后考虑化疗及靶向、免疫治疗。主要化疗药物为 5-FU 类、铂类、紫杉类和伊立替康等。推荐以联合用药方案为主，有效率为 30%~54%，中位 OS 为 8~13 个月[25]，对于无法耐受联合化疗的患者，可考虑 5-FU 类单药化疗。

h 放疗可显著缓解晚期胃癌患者的一些临床症状，如减少出血，缓解疼痛、吞咽困难、其他部位的梗阻等，起到提高生活质量、改善一般状况的作用[26-28]。肿瘤病期晚、高龄、心肺功能差或合并多发基础疾病而不考虑手术治疗者，可考虑姑息性放疗。

参考文献

[1] VAN HAGEN P, HULSHOF MC, VAN LANSCHOT JJ, et al. Preoperative chemoradiotherapy for esophageal or junctional cancer. N Engl J Med, 2012, 366 (22): 2074-2084.

[2] TEPPER J, KRASNA MJ, NIEDZWIECKI D, et al. Phase Ⅲ trial of trimodality therapy with cisplatin, fluorouracil, radiotherapy, and surgery compared with surgery alone for esophageal cancer: CALGB 9781. J Clin Oncol, 2008, 26 (7): 1086-1092.

[3] KHUSHALANI NI, LEICHMAN CG, PROULX G, et al. Oxaliplatin in combination with protracted-infusion fluorouracil and radiation: report of a clinical trial for patients with esophageal cancer. J Clin Oncol, 2002, 20 (12): 2844-2850.

[4] AJANI JA, MANSFIELD PF, CRANE CH, et al. Paclitaxel-based chemoradiotherapy in localized gastric carcinoma: Degree of pathologic response and not clinical parameters dictated patient outcome. J Clin Oncol, 2005, 23 (6): 1237-1244.

[5] AJANI JA, WINTER K, OKAWARA GS, et al. Phase Ⅱ trial of preoperative chemoradiation in patients with localized gastric adenocarcinoma (RTOG 9904): Quality of combined modality therapy and pathologic response. J Clin Oncol, 2006, 24 (24): 3953-3958.

[6] HU JB, SUN XN, GU BX, et al. Effect of intensity modulated radiotherapy combined with s-1-based chemotherapy in locally advanced gastric cancer patients. Oncol Res Treat, 2014, 37 (1-2): 11-16.

[7] LEE J, LIM DH, KIM S, et al. Phase Ⅲ trial comparing capecitabine plus cisplatin versus capecitabine plus cisplatin with concurrent capecitabine radiotherapy in completely resected gastric cancer with D2 lymph node dissection: the

ARTIST trial. J Clin Oncol, 2012, 30 (3): 268-273.

[8] INOUE T, YACHIDA S, USUKI H, et al. Pilot feasibility study of neoadjuvant chemoradiotherapy with S-1 in patients with locally advanced gastric cancer featuring adjacent tissue invasion or JGCA bulky N2 lymph node metastases. Ann Surg Oncol, 2012, 19 (9): 2937-2945.

[9] WANG X, ZHAO DB, JIN J, et al. A randomized phase II trial of neoadjuvant chemotherapy compared with chemoradiation therapy in locally advanced gastroesophageal and gastric adenocarcinoma: preliminary results. J Radiat Oncol Biol Phys, 2016, 96 (2): Supplement 32.

[10] WANG X, ZHAO DB, YANG L, et al. S-1 chemotherapy and intensity-modulated radiotherapy after D1/D2 lymph node dissection in patients with node-positive gastric cancer: A phase I / II study. Br J Cancer, 2018, 118 (3): 338-343.

[11] AJANI JA, MANSFIELD PF, JANJAN N, et al. Multi-institutional trial of preoperative chemoradiotherapy in patients with potentially resectable gastric carcinoma. J Clin Oncol, 2004, 22 (14): 2774-2780.

[12] A comparison of combination chemotherapy and combined modality therapy for locally advanced gastric carcinoma. Gastrointestinal Tumor Study Group. Cancer, 1982, 49 (9): 1771-1777.

[13] GUNDERSON LL, HOSKINS RB, COHEN AC, et al. Combined modality treatment of gastric cancer. Int J Radiat Oncol Biol Phys, 1983, 9 (7): 965-975.

[14] MIZRAK KAYA D, NOGUERAS-GONZÁLES GM, HARADA K, et al. Potentially curable gastric adenocarcinoma treated without surgery. Eur J Cancer, 2018, 98: 23-29.

[15] LI R, HOU WH, CHAO J, et al. Chemoradiation improves survival compared with chemotherapy alone in unresected nonmetastatic gastric cancer. J Natl Compr Canc Netw, 2018, 16 (8): 950-958.

[16] LIU Y, ZHAO G, XU Y, et al. Multicenter Phase 2 Study of peri-irradiation chemotherapy plus intensity modulated radiation therapy with concurrent weekly docetaxel for inoperable or medically unresectable nonmetastatic gastric

cancer. Int J Radiat Oncol Biol Phys, 2017, 98 (5): 1096-1105.

[17] MOERTEL CG, CHILDS DS Jr, REITEMEIER RJ, et al. Combined 5-fluorouracil and supervoltage radiation therapy of locally unresectable gastrointestinal cancer. Lancet, 1969, 2 (7626): 865-867.

[18] KONO K, MIMURA K, OGATA T, et al. Phase I/II clinical trial of combination of anti-PD-1 mAb, nivolumab with radiotherapy for unresectable and recurrent gastric cancer who failed to standard chemotherapy. Ann Oncol, 2021, 32 (suppl_5): S1053-S1054.

[19] WEI J, LU X, LIU Q, et al. Efficacy and safety of sintilimab in combination with concurrent chemoradiotherapy for locally advanced gastric or gastroesophageal junction (GEJ) adenocarcinoma (SHARED): Study Protocol of a prospective, multi-center, single-arm phase 2 trial. Cancer Manag Res, 2022, 14: 2007-2015.

[20] TANG Z, WANG Y, LIU D, et al. The Neo-PLANET phase II trial of neoadjuvant camrelizumab plus concurrent chemoradiotherapy in locally advanced adenocarcinoma of stomach or gastroesophageal junction. Nat Commun, 2022, 13 (1): 6807.

[21] ZHU M, CHEN C, FOSTER NR, et al. Pembrolizumab in combination with neoadjuvant chemoradiotherapy for patients with resectable adenocarcinoma of the gastroesophageal junction. Clin Cancer Res, 2022, 28 (14): 3021-3031.

[22] MINN AY, HSU A, LA T, et al. Comparison of intensity-modulated radiotherapy and 3-dimensional conformal radiotherapy as adjuvant therapy for gastric cancer. Cancer, 2010, 116 (16): 3943-3952.

[23] WANG X, LI G, ZHANG Y, et al. Single-arc volumetric-modulated arc therapy (sVMAT) as adjuvant treatment for gastric cancer: Dosimetric comparisons with three-dimensional conformal radiotherapy (3D-CRT) and intensity-modulated radiotherapy (IMRT). Med Dosim, 2013, 38 (4): 395-400.

[24] WAGNER AD, GROTHE W, HAERTING J, et al. Chemotherapy in advanced gastric cancer: A systematic review and meta-analysis based on aggregate data. J Clin Oncol, 2006, 24 (18): 2903-2909.

[25] AL-BATRAN SE, HARTMANN JT, PROBST S, et al. Phase Ⅲ trial in metastatic gastroesophageal adenocarcinoma with fluorouracil, leucovorin plus either oxaliplatin or cisplatin: A study of the Arbeitsgemeinschaft Internistische Onkologie. J Clin Oncol, 2008, 26 (9): 1435-1442.

[26] HIRAMOTO S, KIKUCHI A, TETSUSO H, et al. Efficacy of palliative radiotherapy and chemo-radiotherapy for unresectable gastric cancer demonstrating bleeding and obstruction. Int J Clin Oncol, 2018, 23 (6): 1090-1094.

[27] COIA LR, PAUL AR, ENGSTROM PF. Combined radiation and chemotherapy as primary management of adeno-carcinoma of the esophagus and gastroesophageal junction. Cancer, 1988, 61 (4): 643-649.

[28] KIM MM, RANA V, JANJAN NA, et al. Clinical benefit of palliative radiation therapy in advanced gastric cancer. Acta Oncol, 2008, 47 (3): 421-427.

2.2　晚期转移性胃癌的治疗

对于无手术根治机会或转移性胃癌患者，目前公认应采取以全身抗肿瘤药物治疗为主的综合治疗，若人群选择得当，姑息手术、放射治疗、射频消融、腹腔灌注及动脉介入栓塞灌注等局部治疗手段也有助于延长生存期和提高生活质量。因此，需要强调在晚期转移性胃癌治疗全程管理过程中贯穿多学科综合治疗的理念。

在我国，目前针对胃癌的药物治疗主要包括化疗药物、分子靶向药物和免疫检查点抑制剂。化疗药物已经有比较充分的循证医学证据及丰富的临床实践经验。胃癌靶向药物研究众多，目前在中国获批适应证的限于抗 HER2 药物曲妥珠单抗和维迪西妥单抗，抗血管生成通路药物雷莫西尤单抗、阿帕替尼，尚缺乏针对其他靶点因疗效而获批的分子靶向药物。免疫治疗在晚期胃癌治疗已经取得突破性进展，免疫检查点抑制剂 PD-1 单抗获批晚期胃癌三线治疗，但免疫治疗单药疗效欠佳，PD-1 单抗联合化疗已成为晚期转移性胃癌一线治疗新标准。胃癌的时空异质性强，肿瘤微环境复杂，东西方胃癌人群在流行病学发病特征、临床病理特征、生物学行为、治疗模式及药物选择等方面存在差异，应鼓励我国患者积极参与临床研究。

胃是重要的消化器官，原发病灶的存在或肿瘤转移直接或间接影响患者的营养摄入，患者常合并肿瘤相关营养不良，也会面临大出血、穿孔、胃肠道梗阻或梗阻性黄疸等多种并发症。因此，在整个抗肿瘤治疗过程中，强调支持治疗贯穿胃癌治疗的始终，支持治疗总体目标是尽早预防或缓解胃癌相关症状或治疗相关副作用，特别关注患者营养状况的维持、并发症的积极预防和及时处理，尽量维持患者的生活质量。

2.2.1 晚期转移性胃癌的药物治疗选择 [a]

一线治疗

	I 级推荐	II 级推荐	III 级推荐
HER2阳性（IHC 3+或 2+ 且FISH+）	曲妥珠单抗联合奥沙利铂 / 顺铂 +5-FU/ 卡培他滨 [h]（1A 类）	曲妥珠单抗联合奥沙利铂 / 顺铂 + 替吉奥 [h]（2B 类）	帕博利珠单抗 + 曲妥珠单抗 +XELOX/PF [h]（1B 类）曲妥珠单抗联合其他一线化疗方案（含蒽环类药物方案除外）（3 类）

	Ⅰ级推荐	Ⅱ级推荐	Ⅲ级推荐
Her2 阴性	PD-L1 CPS ≥ 5，FOLFOX/XELOX 联合纳武利尤单抗[k]（1A 类）	PD-L1 CPS<5 或检测不可及，FOLFOX/XELOX 联合纳武利尤单抗[k]（1B 类）	SOX 联合纳武利尤单抗
	PD-L1 CPS ≥ 5，XELOX 联合信迪利单抗[k]（1A 类） PD-L1 TAP ≥5%，XELOX 联合替雷利珠单抗[k]（1A 类）	PD-L1 CPS<5 或检测不可及，XELOX 联合信迪利单抗[k]（1B 类）	单药氟尿嘧啶类（5-FU/卡培他滨/替吉奥）或紫杉醇/多西紫杉醇[b, c]（2B 类）适用于体力状况弱等临床情况患者
	奥沙利铂/顺铂+氟尿嘧啶类（5-FU/卡培他滨/替吉奥）[b, c, d, e]（1A 类）	三药联合方案 DCF 及 mDCF（1B 类），适用于体力状况好且肿瘤负荷较大的患者[b]	PD-L1 CPS ≥ 1，帕博利珠单抗单药[l]（2B 类）
	紫杉醇/多西紫杉醇+氟尿嘧啶类（5-FU/卡培他滨/替吉奥）[b, c, d]（2A 类）		

	Ⅰ级推荐	Ⅱ级推荐	Ⅲ级推荐
dMMR/ MSI-H, 无论 HER2状 态		帕博利珠单抗 ^m （2B类）	纳武利尤单抗联合 伊匹木单抗 ^m （2B类）
			纳武利尤单抗联合 FOLFOX/ XELOX ^m （2B类）
			帕博利珠单抗联合顺铂＋ 氟尿嘧啶 ^m （2B类）
			其他免疫检查点 抑制剂 ^m （3类）
			单纯化疗 ^m （3类）

二线治疗

	Ⅰ级推荐	Ⅱ级推荐	Ⅲ级推荐
HER2 阳性（IHC 3+ 或 2+ 且 FISH+）	如既往应用过曲妥珠单抗，单药化疗（紫杉醇/多西他赛/伊立替康）[f]（1A 类）紫杉醇联合雷莫西尤单抗（1A 类）	如既往铂类治疗失败且未接受过曲妥珠单抗，曲妥珠单抗联合单药紫杉醇[h]（2A 类）	如既往未应用过曲妥珠单抗，曲妥珠单抗联合蒽环类之外的其他二线化疗方案（3 类）参考 HER2 阴性胃癌的二线治疗化疗药物选择鼓励参加临床研究
HER2 阴性	紫杉醇联合雷莫西尤单抗（1A 类）单药化疗（紫杉醇/多西他赛/伊立替康）[f]（1A 类）	两药化疗，根据既往用药情况推荐伊立替康 +5-FU，紫杉醇/多西紫杉醇+氟尿嘧啶类（5-FU/卡培他滨/替吉奥）[f]（2B 类）白蛋白紫杉醇单药化疗[f]（1B 类）	如既往未经铂类治疗失败，顺铂或奥沙利铂为基础的化疗（3 类）
dMMR/MSI-H, 无论 HER2 状态	恩沃利单抗[n]（2A 类）*替雷利珠单抗（2A 类）*	帕博利珠单抗单药[n]（2B 类）*	如既往用过 PD-1/PD-L1 单抗，根据 HER2 状态选择二线化疗[n]（3 类）

注：*.既往未用过 PD-1/PD-L1 单抗

	Ⅰ级推荐	Ⅱ级推荐	Ⅲ级推荐
HER2 阳性 （IHC 3+ 或 2+）	维迪西妥单抗[i]（2A 类） 阿帕替尼[j]（1A 类） 纳武利尤单抗单药[o]（1A 类）*		根据既往用药情况，参照二线推荐方案合理选择单药化疗[g]（3 类）
HER2 阴性	阿帕替尼[j]（1A 类） 纳武利尤单抗单药[o]（1A 类）*	临床研究	

注：*. 既往未用过 PD-1/PD-L1 单抗

【注释】

a 晚期胃癌整体预后不佳，传统化疗药物进入瓶颈期，靶向药物选择有限，免疫治疗单药在整体人群中疗效不佳。精准医学时代，面临胃癌的高度异质性、晚期胃癌药物精准治疗的困境和新型抗肿瘤药物挖掘，应积极鼓励患者参加临床研究。

b 氟尿嘧啶类、铂类和紫杉类药物是晚期胃癌的主要化疗药物。通常一线化疗方案以氟尿嘧啶类药物为基础，联合铂类和/或紫杉类药物组成两药或三药化疗方案[1-10]。在我国，更多推荐氟尿嘧啶类和铂类药物的两药联合方案[4,7]，因患者更好的耐受性和我国真实世界临床治疗应用现状，铂类药物更多推荐奥沙利铂。Ⅲ期临床研究 SOX-GC 比较 SOX 和 SP 一线治疗弥漫型或混合性晚期胃/食管胃交界处腺癌的疗效，结果显示，对比 SP 方案，SOX 方案在一定程度上可提高有效率和改善患者生存，具有更好的耐受性，推荐非肠型胃癌首选 SOX[7]。紫杉类药物联合氟尿嘧啶类药物在临床研究和临床实践中显示充分的疗效和安全性[8]。三药方案 DCF 虽然在Ⅲ期研究中达到了研究终点，但较高的毒性限制了它的临床运用[9]。mDCF[10] 或 POF[11] 方案在随机研究中证实疗效优于两药方案，且耐受性尚可。但一项Ⅲ期研究显示替吉奥+顺铂基础上加用多西紫杉醇并未见生存获益[12]。化疗方案的选择应依据患者年龄、体能状况、伴随疾病、既往治疗情况、患者意愿、经济状况、临床实践偏向、药物可及性等综合考虑。

c 目前无充分证据推荐根据体外药敏试验、移植瘤模型、药物代谢酶学或者代谢组学等进行化疗疗效预测，选择化疗药物及配伍方案。氟尿嘧啶类药物可疑代谢障碍者，可行 DPD 酶检测[13]。伊立替康可疑代谢障碍者，可行 UGT1A1 基因多态性检测[14]。

d 晚期胃癌标准治疗持续时间 4~6 个月，取得疾病控制后定期复查。一项Ⅲ期随机对照研究显示，紫杉醇联合卡培他滨 4 个周期后序贯卡培他滨单药维持治疗较顺铂联合卡培他滨 6 个周期未能延长总生存期，但显著改善生活质量及治疗相关不良反应[15]，这是首项胃癌维持治疗的大样本前瞻性临床研究。Ⅲ期研究 JAVELIN G100 显示在一线化疗疾病控制后进行 Avelumab 单抗维持对比继续化疗，尽管在 PD-L1 CPS ≥ 1 分亚组中 OS 延长，但在总人群中未能获益[16]。在免疫或靶向治疗进入一线治疗的时代，联合化疗序贯维持治疗已经成为临床实践的主要选择，

KEYNOTE-062、CheckMate 649、以及国内各项一线Ⅲ期临床研究中，最常见的维持治疗模式为免疫／靶向单药，其次为免疫／靶向联合卡培他滨，或靶向免疫联合。目前在晚期胃癌一线治疗中的最佳维持治疗模式尚未明确。

e 有研究表明，年老或体弱[17, 18]患者减量的两药方案优于单药方案。GO2研究将年老或体弱患者随机分配到以下3种剂量级别：A级别，奥沙利铂130mg/m² + 卡培他滨625mg/m²（每日2次），21d重复；B级别剂量为A级别的80%；C级别剂量为A级别的60%。结果C级别不仅生存时间不劣于A或B级别，而且患者体验最佳（总体治疗效用、毒性和生活质量）[5]。

f 目前关于胃癌二线化疗Ⅲ期研究均采取单药治疗[19-20]，但有小样本Ⅱ期研究结果显示，对于PS=0~1分患者，双药化疗安全性可且带来更好的肿瘤控制。因此，对于体力状况较好的患者，经充分衡量治疗利弊后，可考虑联合化疗。日本ABSOLUTE Ⅲ期研究显示，每周白蛋白紫杉醇方案在总生存时间方面不劣于每周溶剂型紫杉醇，白蛋白紫杉醇组中性粒细胞减少和食欲下降更常见，但超敏反应发生率较低[21]。

g 晚期胃癌三线化疗仅涉及小样本研究，化疗获益不明确。Ⅲ期TAGS研究显示曲氟尿苷替匹嘧啶片（TAS-102）在三线治疗的生存获益，但该研究未纳入中国患者[22]。在临床实践中，特别强调根据患者体力状况、基础疾病、肿瘤相关症状和并发症风险，衡量治疗风险和利益，综合考虑。

h ToGA研究[23]结果显示，对初治HER2阳性（IHC 3+ 或 2+ 且 FISH阳性）的晚期转移性胃腺癌患者，曲妥珠单抗联合5-FU/卡培他滨 + 顺铂较单纯化疗提高有效率和增加生存获益。多项Ⅱ期临床研究评估了曲妥珠单抗与其他化疗方案的联合，显示较好的疗效和安全性。前瞻性的真实世界研究 EVIDENCE 旨在评价曲妥珠单抗在 HER2 阳性转移性胃癌中国患者中的有效性、安全性、治疗模式和临床结局，纳入 1 600 例患者，进一步证实中国人群曲妥珠单抗的疗效与良好安全性，一线治疗联合化疗方案中，与 XELOX 疗效最佳，OS 达 34.6 个月[24]。一线化疗进展后的 HER2 阳性晚期胃癌患者，如既往未接受曲妥珠单抗，Ⅱ期临床研究显示了紫杉醇联合曲妥珠单抗的疗效和安全性。若既往接受曲妥珠单抗治疗失败，近年国内外的Ⅱ期研究和回顾性研究结果显示曲妥珠单抗跨线治疗价值存在争议，缺乏高级别循证医学依据[25]。2020 年《中国生物类似药专家共识》认可生物类似药的临床替代。2020 年 8 月 NMPA 批准曲妥珠单抗生物类似物汉曲优的适应证包括 HER2 阳性乳腺癌，以及联合卡培他滨或 5-FU 和顺铂适用于初治转移性 HER2 阳性转移性胃癌。免疫治疗已成为 HER2 阳性晚期胃癌联合治疗重要的探索方向。数项Ⅱ期研究结果显示对于 HER2 阳性晚期胃癌患者一线治疗，化疗 + 曲妥珠单抗 +PD-1 单抗取得高 ORR 和显著优于历史生存数据[26]。Ⅲ期研究 KEYNOTE-811[27] 入组 434 例初治晚期 HER2 阳性胃癌人群，264 例患者的中期分析结果显示，与对照组曲妥珠单抗联合化疗相比，进一步联合帕博利珠单抗组的缓解率显著较高（74.4% vs 51.9%；$P=0.000\ 06$）。2021 年 5 月 FDA 加速批准帕博利珠单抗联合曲妥珠单抗和含氟嘧啶和铂类化疗一线治疗局部晚期不可切除或转移性 HER2 阳性胃或胃食管结合部腺癌患者。

以 HER2 为靶点的药物还包括帕妥珠单抗（抗 HER2 单克隆抗体，JACOB 研究）、拉帕替尼（小分子酪氨酸激酶抑制剂，TyTAN 研究和 LOGIC 研究）[28-29]、维迪西妥单抗（抗体偶联药物 ADC，C008 研究）[30] 和 T-DXd（ADC，DESTINY-Gastric01、02 研究）[31-32]。T-DM1（曲妥珠单抗 DM 偶联物）在胃癌二线治疗的Ⅲ期研究结果为阴性[33]，Ⅱ期多中心 C008 研究显示维迪西妥单抗用

于既往已接受过 ≥ 2 线治疗的 HER2 过表达（IHC 2+ 或 3+）的局部晚期或晚期胃癌 ORR 达到 24.4%，中位 OS 达到 7.6 个月[30]。2021 年 6 月国家药品监督管理局附条件批准维迪西妥单抗用于至少接受过 2 种系统化疗的 HER2 过表达局部晚期或转移性胃癌（包括食管胃结合部腺癌）患者。Ⅱ 期研究 DESTINY-Gastric01 比较 T-DXd 与化疗治疗曲妥珠单抗治疗失败的 HER2 阳性晚期胃癌的疗效，结果显示，与化疗相比，T-DXd 组 ORR 更高（51% vs 14%，P<0.001）和中位 OS 更长（12.5 个月 vs 8.4 个月；HR=0.59）[31]。T-Dxd 在胃癌二线治疗也同样取得良好的效果，DESTINY-Gastric02 研究纳入了 79 例经一线含曲妥珠单抗方案治疗失败的 HER2 阳性胃癌患者，接受 T-Dxd 单药治疗，有效率可达 41.8%，PFS 5.6 个月，但该研究未纳入亚洲人群[32]。2021 年 1 月美国 FDA 批准 T-DXd 用于既往接受过曲妥珠单抗治疗的局部晚期或转移性 HER2 阳性胃或胃食管交界腺癌患者。

j 针对晚期胃癌获批的抗血管生成药物包括雷莫西尤单抗（抗 VEGFR2 单克隆抗体）、甲磺酸阿帕替尼（VEGFR-2 小分子酪氨酸激酶抑制剂）。对于一线含铂类和 / 或氟尿嘧啶类化疗后进展的转移性胃 / 食管胃结合部腺癌，REGARD 研究[34]显示，雷莫西尤单抗单药二线治疗相比安慰剂延长 mOS（5.2 个月 vs 3.8 个月，P=0.047 3）；RAINBOW 研究[35]显示，雷莫西尤单抗联合紫杉醇二线治疗相比紫杉醇延长 mOS（9.63 个月 vs 7.36 个月，P = 0.016 9），不良反应均可耐受。RAINBOW-Asia Ⅲ 期研究（90% 患者来自中国）结果显示，雷莫西尤单抗联合紫杉醇组患者 PFS 较紫杉醇组显著延长（4.14 个月 vs 3.15 个月），并显示出与全球关键注册临床试验 RAINBOW 一致的中位 OS 获益（HR=0.963），患者整体耐受性良好，未观察到新的安全性信号[36]。Ⅲ 期临床研究纳入二线及以上化疗失败的胃癌患者 273 例，结果显示甲磺酸阿帕替尼治疗组较安慰剂组延长中位 PFS（2.6 个月 vs 1.8 个月，$P = 0.016$）和提高疾病控制率（42.05% vs 8.79%，$P < 0.001$）[37]，甲磺酸阿帕替尼被批准用于晚期胃或食管胃结合部腺癌患者的三线及三线以上治疗。

k 晚期胃癌一线治疗的Ⅲ期临床研究 Orient-16 中，纳入 650 例患者，对比信迪利单抗或安慰剂联合 XELOX 化疗，主要研究终点是 CPS ≥ 5 人群和全人群的 OS，结果显示 PD-L1 CPS ≥ 5 的患者中，联合信迪利单抗显著延长 PFS（7.7 个月 vs 5.8 个月，$HR=0.628$，$P=0.000\,2$）和 OS（18.4 个月 vs 12.9 个月，$HR=0.660$，$P=0.002\,3$），ORR 从 48.4% 提高至 58.2%[38]，在全人群中，PFS、OS 也得到延长，但受益小于前者，分别为 1.4 个月及 2.9 个月。同样 CheckMate 649 研究在全人群中也达成了具有统计学意义的生存获益，其中 626 例为 PD-L1 CPS 评分小于 5 分的患者[39]。尽管上述两项研究均未公布 PD-L1 CPS<5 分患者的生存受益，两项 meta 分析显示对于 PD-L1 表达阴性或低表达的晚期胃癌患者使用免疫治疗并不改善患者的生存时间[40-41]。综上，结合我国临床实践，推荐在 PD-L1 CPS<5 或检测不可及时，如患者肿瘤负荷较大，体力状况较好，需要尽快降低肿瘤负荷缓解症状，或后续二线治疗选择有限，且患者不存在免疫检查点抑制剂禁忌证时，也可考虑 XELOX/FOLFOX 联合纳武利尤单抗或 XELOX 联合信迪利单抗。RATIONALE 305 研究[42]是一项比较替雷利珠单抗联合铂类药物和氟尿嘧啶化疗与安慰剂联合铂类药物和氟尿嘧啶化疗用于一线治疗局部晚期、不可切除或转移性胃或胃食管交界处腺癌患者的疗效和安全性的随机、双盲、安慰剂对照全球Ⅲ期临床试验。研究结果显示，替雷利珠单抗联合化疗显著延长了 PD-L1 阳性（TAP 评分 ≥ 5%）患者的中位生存期（mOS）（17.2 个月 vs 12.6 个月，$HR=0.74$，95% CI 0.59~0.94），死亡风险显著下降 26%。且无论患者年龄、ECOG

评分、性别、种族、化疗方案选择以及是否发生腹膜转移，使用替雷利珠单抗联合化疗均有长期生存获益。在 PFS 方面，替雷利珠单抗联合化疗组较对照组也有显著延长（7.2 个月 vs 5.9 个月，HR=0.67；95% CI 0.55~0.83），显著降低疾病进展风险 33%。替雷利珠单抗联合化疗有望成为晚期 PD-L1 阳性胃癌患者一线标准治疗方案之一[42]。ATTRACTION-4 研究[43]纳入 724 例患者，比较 SOX/XELOX+ 纳武利尤单抗和 SOX/XELOX+ 安慰剂，主要终点为 PFS 和 OS。结果显示化疗联合免疫治疗组显著延长 PFS（10.45 个月 vs 8.34 个月，HR=0.68，P=0.000 7），ORR 从 47.8% 提升到 57.5%，虽然可能因为后续治疗的影响，OS（17.45 个月 vs 17.15 个月，HR=0.9，P=0.26）差异未达到统计学意义，但由于 SOX 为我国广泛使用的一线化疗方案，疗效和安全性确切，故增添 SOX 联合纳武利尤单抗作为Ⅲ级推荐。

l　Ⅲ期 KEYNOTE-062 研究[44]显示在 PD-L1CPS ≥ 1 胃癌 / 胃 - 食管交界处癌患者中，帕博利珠单抗（P）非劣于化疗，两组的中位 OS 分别为 10.6 个月 vs 11.1 个月，在 CPS ≥ 10 亚组中，P 组显著优于 C 组（HR=0.69）。亚洲亚组的数据显示，帕博利珠单抗单药治疗较化疗有更长的生存优势，OS 分别为 22.7 个月与 13.8 个月（CPS ≥ 1）和 28.5 个月与 14.8 个月（CPS ≥ 10）。帕博利珠单抗单药治疗亚洲患者的无进展生存期（PFS）和客观缓解率（ORR）均优于总人群。因此 CPS ≥ 1 胃癌患者中，当一线化疗联合免疫治疗不适用时，可考虑帕博利珠单抗单药。

m　错配修复蛋白缺失（dMMR）/ 微卫星高度不稳定（MSI-H）胃癌约占晚期胃癌的 6%[45]，其分子分型特点、生物学行为、药物敏感性、肿瘤微环境、治疗模式及预后与 pMMR/MSS 患者存在巨大差异[46]，主要特点为预后好、化疗不敏感及免疫治疗获益明显，因此本次更新对其进行单独分类全程管理。但由于发病率较低，缺乏 dMMR/MSI-H 胃癌患者的大样本高级别循证医学证据，多为前瞻性研究的非预设亚组，例如 KEYNOTE-062 及 CheckMate-649 研究分别纳入 50 例及 55 例 dMMR/MSI-H 胃癌患者，故该人群的一线治疗暂空缺 I 级推荐，仍鼓励该人群积极参与临床研究[47]。KEYNOTE-062 研究 dMMR/MSI-H 胃癌亚组中，分别有 14 例、17 例及 19 例接受帕博利珠单抗、帕博利珠单抗联合化疗及单纯化疗，ORR 及 24 个月生存率分别为 57.1%/71%、36.8%/26% 及 64.7%/65%[44]，提示一线治疗中，免疫单药及免疫联合化疗优于单纯化疗，免疫单药的长期生存获益更为明确，可作为 II 级推荐；基于我国临床实践，并考虑患者的经济依从性，国内已获批上市的其他免疫检查点抑制剂亦可作为 III 级推荐。免疫联合化疗（帕博利珠单抗联合 FP 或纳武利尤单抗联合 FOLFOX/XELOX）作为 III 级推荐，仅在免疫检查点抑制剂应用存在禁忌或不可及时，考虑单纯化疗。在 CheckMate 649 研究中的 MSI-H 亚组中，双免疫治疗（纳武利尤单抗联合伊匹单抗）对比化疗，ORR 分别为 70% 及 57%，OS 明显延长（未达到 vs 10 个月，HR=0.28），死亡风险降低 72%；联合化疗组的 ORR 及 OS 分别为 55% 及 38.7 个月，尽管双免疫治疗组因安全性提前终止，但后续 CheckMate142 等研究中验证了调整剂量（纳武利尤单抗 3mg/kg 联合伊匹单抗 1mg/kg）的良好安全性[47]，因此剂量调整后的双免疫治疗可作为 dMMR/MSI-H 胃癌一线治疗的 III 级推荐。

n 在一项纳入标准治疗失败的 dMMR/MSI-H 晚期实体瘤患者的前瞻性多中心 II 期临床研究中，共纳入 18 例二线及以上胃癌患者，33.3% 为三线以上患者，接受恩沃利单抗治疗，ORR，DCR，DoR ≥ 12 个月，12 个月无进展生存率，及 12 个月生存率分别为 44.4%、83.3%、100.0%、58.0% 及 83.3%，PFS 及 OS 未达到，相较于 KEYNOTE-016 研究，本项研究在中国人群内完成，胃癌样本量更大，同时安全性良好，恩沃利单抗已通过优先审评审批程序附条件批准晚期 dMMR/

MSI-H 晚期实体瘤适应证，因此在既往未应用过 PD-1/PD-L1 单抗抑制剂的二线人群中，可作为 I 级推荐[48]；II 期研究 RATIONALE-209 纳入 80 例经治局部晚期不可切除或转移性 MSI-H/dMMR 的实体瘤患者，使用替雷利珠单抗单药治疗，其中胃癌和胃食管结合部癌（G/GEJ）9 例患者，1 例达 CR，4 例达 PR，ORR 为 55.6%，安全性良好。2022 年 3 月 11 日中国国家药品监督管理局批准替雷利珠单抗用于经治局部晚期不可切除或转移性 MSI-H/dMMR 实体瘤适应证[49]。如在一线治疗中已接受免疫检查点抑制剂治疗，根据 HER2 状态选择相应二线治疗方案。一项前瞻性临床研究纳入了 68 例标准治疗失败 MSI-H/dMMR 晚期恶性肿瘤，接受斯鲁利单抗治疗，ORR 为 39.7%，12 个月 DoR 率 92.1%，12 个月 OS 率 74.5%。其中 3 例接受过二线治疗的胃癌受试者中位随访时间为 7.16 个月，1 例获得 PR（ORR 为 33.3%），由于样本量有限，标准治疗失败的 MSI-H 胃癌患者接受斯鲁利单抗治疗尚需积累更多临床数据[50]。

o 基于 ATTRACTION-2 研究[51]，纳武利尤单抗单药获批晚期胃癌三线治疗的适应证；但随着 CheckMate 649 等一线研究公布并改写胃癌一线免疫治疗的格局后，临床实践中在三线治疗中少有适用情况，只有在既往一线、二线均未经 PD-1/PD-L1 单抗治疗的患者中，通过评估患者身体状况、潜在超进展风险以及不良反应后方可谨慎应用。默沙东宣布自愿撤回一项在美国加速批准的 Keytruda 适应证，用于治疗在二线及后线治疗后进展的 PD-L1 阳性局部晚期或转移性胃及食管胃交界处（EGJ）腺癌，因此，将其从胃癌的三线治疗中的推荐中撤出。

p 韩国一项帕博利珠单抗单药治疗标准治疗失败的胃或胃食管腺癌患者的 II 期临床研究显示，61 例患者中 6 例为 EB 病毒感染阳性者，ORR 为 100%，EBV 感染可能是 PD-1 单抗获益的标志物。但中国人群的两项观察性研究显示，EBV 阳性胃癌患者一线治疗失败接受免疫检查点抑制剂有效率为 33.3%[52-53]，因此 EBV 感染是否是关键性标志物尚需在前瞻性研究中进行验证。

q Claudin18.2 在约 40% 的胃癌患者呈中等或高表达。在 III 期随机对照的 SPOTLIGHT 研究[54]中，Claudin18.2 阳性且 HER2 阴性的晚期胃 / 食管胃结合部癌患者一线接受 Claudin18.2 单抗 zolbetuximab 联合 mFOLFOX6 对比单纯 mFOLFOX6 化疗，中位 PFS（10.61 个月 vs 8.67 个月，HR=0.751，P=0.006 6）和 OS（18.23 个月 vs 15.54 个月，HR=0.750，P=0.005 3）均得到改善。在一项研究者发起的 I 期研究中，纳入 28 例标准治疗失败的 Claudin18.2 阳性胃癌患者，接受了 CAR-T 细胞治疗，ORR 达到 57.1%。在 18 例既往二线治疗失败的胃癌患者中，ORR 高达 61.1%，中位 PFS 和 OS 分别为 5.4 个月和 9.5 个月[55]。在另一项纳入 14 例既往 2 线治疗失败的 Claudin18.2 阳性胃癌患者的 Ib 期研究中，ORR 达到 57.1%，中位 PFS 和 OS 分别为 5.6 个月和 10.8 个月[56]，较现有三线治疗获得明显改善，目前正在进行确证性研究进行确认。

参考文献

[1] KANG YK, KANG WK, SHIN DB, et al. Capecitabine/cisplatin versus 5-fluorouracil/cisplatin as first-line therapy in patients with advanced gastric cancer: A randomised phase III noninferiority trial. Ann Oncol, 2009, 20 (4): 666-673.

[2] KOUZIMI W, NARAHARA H, HARA T, et al. S-1 plus cisplatin versus S-1 alone for first-line treatment of advanced gastric cancer (SPIRITS trial): A phase III trial. Lancet Oncol, 2008, 9: 215-221.

[3] AL-BATRAN SE, HARTMANN JT, PROBST S, et al. Phase III trial in metastatic gastroesophageal adeno-carcinoma with fluorouracil, leucovorin plus either oxaliplatin or cisplatin: A study of the Arbeitsgemeinschaft Internistische

Onkologie. J Clin Oncol, 2008, 26 (9): 1435-1442.

[4] LUO HY, XU RH, WANG F, et al. Phase Ⅱ trial of XELOX as first-line treatment for patients with advanced gastric cancer. Chemotherapy, 2010, 56 (2): 94-100.

[5] HALL PS, SWINSON D, WATERS JS, et al. Optimizing chemotherapy for frail and elderly patients (pts) with advanced gastroesophageal cancer (aGOAC): The GO2 phase Ⅲ trial. J Clin Oncol, 2019, 37 (Suppl 15): 4006.

[6] YAMADA Y, HIGUCHI K, NISHIKAWA K, et al. Phase Ⅲ study comparing oxaliplatin plus S-1 with cisplatin plus S-1 in chemotherapy-naïve patients with advanced gastric cancer. Ann Oncol, 2015, 26 (1): 141-148.

[7] XU R, WANG ZQ, SHEN L, et al. S-1 plus oxaliplatin versus S-1 plus cisplatin as first-line treatment for advanced diffuse-type or mixed-type gastric/gastroesophageal junction adenocarcinoma: A randomized, phase 3 trial. J Clin Oncol, 2019, 37 (Suppl 15): 4017.

[8] LU Z, ZHANG X, LIU W, et al. A multicenter, randomized trial comparing efficacy and safety of paclitaxel/capecitabine and cisplatin/capecitabine in advanced gastric cancer. Gastric Cancer, 2018, 21 (5): 782-791.

[9] VAN CUTSEM E, MOISEYENKO VM, TJULANDIN S, et al. Phase Ⅲ study of docetaxel and cisplatin plus fluorouracil compared with cisplatin and fluorouracil as first-line therapy for advanced gastric cancer: A report of the V325 Study Group. J Clin Oncol, 2006, 24 (31): 4991-4997.

[10] WANG J, XU R, LI J, et al. Randomized multicenter phase Ⅲ study of a modified docetaxel and cisplatin plus fluorouracil regimen compared with cisplatin and fluorouracil as first-line therapy for advanced or locally recurrent gastric cancer. Gastric Cancer, 2016, 19 (1): 234-244.

[11] LIN R, CHEN Y, ZHU J, et al. POF (paclitaxel plus) versus IP PAC (intraperitoneal paclitaxel plus FOLFOX) versus FOLFOX as a first-line treatment in advanced gastric cancer (AGC): Update from a multicenter, randomized phase Ⅱ trial, FNF-004 trial. J Clin Oncol, 2019, 37 (Suppl 15): 4035.

[12] YAMADA Y, BOKU N, MIZUSAWA J, et al. Docetaxel plus cisplatin and S-1 versus cisplatin and S-1 in patients

with advanced gastric cancer (JCOG1013): An open-label, phase 3, randomised controlled trial. Lancet Gastroenterol Hepatol, 2019, 4 (7): 501-510.

[13] HE MM, ZHANG DS, WANG F, et al. Phase Ⅱ trial of S-1 plus leucovorin in patients with advanced gastric cancer and clinical prediction by S-1 pharmacogenetic pathway. Cancer Chemother Pharmacol, 2017, 79 (1): 69-79.

[14] ZHOU CF, MA T, SU Y, et al. UGT1A1 gene polymorphisms and the toxicities of FOLFIRI in Chinese Han patients with gastrointestinal cancer. Anticancer Agents Med Chem, 2013, 13 (2): 235-241.

[15] LU Z, ZHANG X, LIU W, et al. A multicenter, randomized trial comparing efficacy and safety of paclitaxel/capecitabine and cisplatin/capecitabine in advanced gastric cancer. Gastric Cancer, 2018, 21 (5): 782-791.

[16] MARKUS M, MIKHAIL D, NARIKAZU B et al. Phase Ⅲ trial of avelumab maintenance after first-line induction chemotherapy versus continuation of chemotherapy in patients with gastric cancers: Results from JAVELIN Gastric 100. J Clin Oncol, 2021, 39 (9): 966-977.

[17] HWANG IG, JI JH, KANG JH, et al. A multi-center, open-label, randomized phase Ⅲ trial of first-line chemotherapy with capecitabine monotherapy versus capecitabine plus oxaliplatin in elderly patients with advanced gastric cancer. J Geriatr Oncol, 2017, 8 (3): 170-175.

[18] HALL PS, LORD SR, COLLINSON M, et al. A randomised phase Ⅱ trial and feasibility study of palliative chemotherapy in frail or elderly patients with advanced gastroesophageal cancer (321GO). Br J Cancer, 2017, 116 (4): 472-478.

[19] HAWKES E, OKINES AF, PAPAMICHAEL D, et al. Docetaxel and irinotecan as second-line therapy for advanced oesophagogastric cancer. Eur J Cancer, 2011, 47 (8): 1146-1151.

[20] HIRONAKA S, UEDA S, YASUI H, et al. Randomized, open-label, phase Ⅲ study comparing irinotecan with paclitaxel in patients with advanced gastric cancer without severe peritoneal metastasis after failure of prior combination chemotherapy using fluoropyrimidine plus platinum: WJOG 4007 trial. J Clin Oncol, 2013, 31 (35): 4438-4444.

[21] SHITARA K, TAKASHIMA A, FUJITANI K, et al. Nab-paclitaxel versus solvent-based paclitaxel in patients with previously treated advanced gastric cancer (ABSOLUTE): An open-label, randomised, non-inferiority, phase 3 trial. Lancet Gastroenterol Hepatol, 2017, 2 (4): 277-287.

[22] SHITARA K, DOI T, DVORKIN M, et al. Trifluridine/tipiracil versus placebo in patients with heavily pretreated metastatic gastric cancer (TAGS): A randomised, double-blind, placebo-controlled, phase 3 trial. Lancet Oncol, 2018, 19 (11): 1437-1448.

[23] BANG YJ, VAN CUTSEM E, FEYEREISLOVA A, et al. Trastuzumab in combination with chemotherapy versus chemotherapy alone for treatment of HER2-positive advanced gastric or gastro-oesophageal junction cancer (ToGA): A phase 3, open-label, randomised controlled trial. Lancet, 2010, 376 (9742): 687-697.

[24] QIN SK, JI JF, XU RH, et al. Treatment patterns and outcomes in Chinese gastric cancer by HER2 status: A non-interventional registry study (EUIDENCE). J Clin Oncol, 2019, 37 (suppl 15): a 4025.

[25] LI Q, JIANG H, LI H, et al. Efficacy of trastuzumab beyond progression in HER2 positive advanced gastric cancer: A multicenter prospective observational cohort study. Oncotarget, 2016, 7 (31): 50656-50665.

[26] JANJIGIAN YY, MARON SB, CHATILA WK, et al. First-line pembrolizumab and trastuzumab in HER2-positive oesophageal, gastric, or gastro-oesophageal junction cancer: an open-label, single-arm, phase 2 trial. Lancet Oncol, 2020, 21 (6): 821-831.

[27] JANJIGIAN YY, KAWAZOE A, YAÑEZ P, et al. The KEYNOTE-811 trial of dual PD-1 and HER2 blockade in HER2-positive gastric cancer. Nature, 2021, 600: 727.

[28] SATOH T, XU RH, CHUNG HC, et al. Lapatinib plus paclitaxel versus paclitaxel alone in the second-line treatment of HER2-amplified advanced gastric cancer in Asian populations: TyTAN a randomized, phase III study. J Clin Oncol, 2014, 32 (19): 2039-2049.

[29] HECHT JR, BANG YJ, QIN SK, et al. Lapatinib in combination with capecitabine plus oxaliplatin in human epider-

mal growth factor receptor 2-positive advanced or metastatic gastric, esophageal, or gastroesophageal adenocarcinoma: TRIO-013/LOGiC: A randomized phase Ⅲ Trial. J Clin Oncol, 2016, 34 (5): 443-451.

[30] PENG Z, LIU T, WEI J, et al. Efficacy and safety of a novel anti-HER2 therapeutic antibody RC48 in patients with HER2-overexpressing, locally advanced or metastatic gastric or gastroesophageal junction cancer: A single-arm phase Ⅱ study. Cancer Commun (Lond), 2021, 41 (11): 1173-1182.

[31] SHITARA K, BANG YJ, IWASA S, et al. Trastuzumab deruxtecan in previously treated HER2-positive gastric cancer. N Engl J Med, 2020, 382 (25): 2419-2430.

[32] KU GY, DI BARTOLOMEO M, SMYTH E, et al. Updated analysis of DESTINY-Gastric02: A phase Ⅱ single-arm trial of trastuzumab deruxtecan (T-DXd) in western patients (Pts) with HER2-positive (HER2+) unresectable/metastatic gastric/gastroesophageal junction (GEJ) cancer who progressed on or after trastuzumab-containing regimen. Annal Oncol, 2022, 33 (suppl_7): S555-S580.

[33] KANG YK, SHAH MA, OHTSU A, et al. A randomized, open-label, multicenter, adaptive phase 2/3 study of trastuzumab emtansine (T-DM1) versus a taxane (TAX) in patients (pts) with previously treated HER-2-positive locally advanced or metastatic gastric/gastroesophageal junction adenocarcinoma (LA/MGC/GEJC). J Clin Oncol, 2016, 34 (Suppl 4): a5.

[34] FUCHS CS, TOMASEK J, YONG CJ, et al. Ramucirumab monotherapy for previously treated advanced gastric or gastro-oesophageal junction adenocarcinoma (REGARD): An international, randomised, multicentre, placebo-controlled, phase 3 trial. Lancet, 2014, 383 (9911): 31-39.

[35] WILKE H, MURO K, VAN CUTSEM E, et al. Ramucirumab plus paclitaxel versus placebo plus paclitaxel in patients with previously treated advanced gastric or gastro-oesophageal junction adenocarcinoma (RAINBOW): A double-blind, randomised phase 3 trial. Lancet Oncol, 2014, 15 (11): 1224-1235.

[36] XU RH, ZHANG Y, PAN H, et al. Efficacy and safety of weekly paclitaxel with or without ramucirumab as second-

胃癌综合治疗

line therapy for the treatment of advanced gastric or gastroesophageal junction adenocarcinoma (RAINBOW-Asia): A randomised, multicentre, double-blind, phase 3 trial. Lancet Gastroenterol Hepatol, 2021, 6 (12): 1015-1024.

[37] LI J, QIN S, XU J, et al. Randomized, double-blind, placebo-controlled phase Ⅲ trial of apatinib in patients with chemotherapy-refractory advanced or metastatic adenocarcinoma of the stomach or gastroesophageal junction. J Clin Oncol, 2016, 34 (13): 1448-1454.

[38] XU JM, JIANG H, PAN Y, et al. Sintilimab plus chemotherapy (chemo) versus chemo as first-line treatment for advanced gastric or gastroesophageal junction (G/GEJ) adenocarcinoma (ORIENT-16): First results of a randomized, double-blind, phase Ⅲ study. Annal of Oncol, 2021, 32 (suppl 5): S1283-S1346.

[39] MARKUS H, MOEHLER KS, MARCELO G, et al. First-line (1L) nivolumab (NIVO) plus chemotherapy (chemo) versus chemo in advanced gastric cancer/gastroesophageal junction cancer/esophageal adenocarcinoma (GC/GEJC/EAC): Expanded efficacy and safety data from CheckMate 649. J Clin Oncol, 2021, 39 (suppl 15): abstr 4002.

[40] XIE T, ZHANG Z, ZHANG X, et al. Appropriate PD-L1 cutoff value for gastric cancer immunotherapy: A systematic review and meta-analysis. Front Oncol, 2021, 11: 646355.

[41] ZHAO JJ, YAP DW, CHAN YH, et al. Low programmed death-ligand 1-expressing subgroup outcomes of first-line immune checkpoint inhibitors in gastric or esophageal adenocarcinoma. J Clin Oncol, 2022, 40 (4): 392-402.

[42] MOEHLER M, KATO K, ARKENAU T, et al. Rationale 305: Phase 3 study of tislelizumab + chemotherapy vs placebo + chemotherapy as first-line treatment of advanced gastric or gastroesophageal junction adenocarcinoma. J Clin Oncol, 2023, 41 (suppl 4): abstr 286.

[43] KANG YK, CHEN LT, RYU MH, et al. Nivolumab plus chemotherapy versus placebo plus chemotherapy in patients with HER2-negative, untreated, unresectable advanced or recurrent gastric or gastro-oesophageal junction cancer

(ATTRACTION-4): A randomised, multicentre, double-blind, placebo-controlled, phase 3 trial [J]. Lancet Oncol, 2022, 23 (2): 234-247.

[44] SHITARA K, VAN CUTSEM E, BANG YJ, et al. Efficacy and safety of pembrolizumab or pembrolizumab plus chemotherapy vs chemotherapy alone for patients with first-line, advanced gastric cancer: The KEYNOTE-062 phase 3 randomized clinical trial. JAMA Oncol, 2020, 6 (10): 1571-1580.

[45] LATHAM A, SRINIVASAN P, KEMEL Y, et al. Microsatellite instability is associated with the presence of lynch syndrome pan-cancer. J Clin Oncol, 2019, 37 (4): 286-295.

[46] AKAGI K, OKI E, TANIGUCHI H, et al. Real-world data on microsatellite instability status in various unresectable or metastatic solid tumors. Cancer Sci, 2021, 112 (3): 1105-1113.

[47] JANIIGIAN YY, AJANI JA, MOEHLER M, et al. Nivolumab (NIVO) plus chemotherapy (Chemo) or ipilim-umab (IPI) vs chemo as first-line (1L) treatment for advanced gastric cancer/gastroesophageal junction cancer/esophageal adenocarcinoma (GC/GEJC/EAC): CheckMate 649 study. Ann Oncol, 2021, 32 (suppl_5): S1283-S1346.

[48] SHEN L, LI J, DENG Y, et al. Envafolimab (KN035) in advanced tumors with mismatch-repair deficiency. J Clin Oncol, 2020, 38 (15_suppl): 3021.

[49] LI J, XU Y, ZANG A, et al. A phase 2 study of tislelizumab monotherapy in patients with previously treated, locally advanced unresectable or metastatic microsatellite instability-high/mismatch repair deficient solid tumors. J Clin Oncol, 2021, 39 (15_suppl): 2569.

[50] QIN SK, LI J, ZHONG H, et al. Efficacy and safety of HLX10, a novel anti-PD-1 antibody, in patients with previ-ously treated unresectable or metastatic microsatellite instability-high or mismatch repair-deficient solid tumors: A single-arm, multicenter, phase 2 study. J Clin Oncol, 2021, 39 (Suppl 15): abstr 2566.

[51] KANG YK, BOKU N, SATOH T, et al. Nivolumab in patients with advanced gastric or gastro-oesophageal junc-tion cancer refractory to, or intolerant of, at least two previous chemotherapy regimens (ONO-4538-12, ATTRAC-

TION-2): A randomised, double-blind, placebo-controlled, phase 3 trial. Lancet, 2017, 390 (10111): 2461-2471.

[52] QIU MZ, HE CY, YANG DJ, et al. Observational cohort study of clinical outcome in Epstein-Barr virus associated gastric cancer patients. Ther Adv Med Oncol, 2020, 12: 1758835920937434.

[53] XIE T, LIU Y, ZHANG Z, et al. Positive status of epstein-barr virus as a biomarker for gastric cancer immunotherapy: A prospective observational study. J Immunother, 2020, 43 (4): 139-144.

[54] SHITARA K, LORDICK F, BANG YJ, et al., Zolbetuximab + mFOLFOX6 as first-line (1L) treatment for patients (pts) withclaudin-18. 2+ (CLDN18. 2+)/HER2⁻ locally advanced (LA) unresectable or metastatic gastric or gastroesophageal junction (mG/GEJ) adenocarcinoma: Primary results from phase 3 SPOTLIGHT study. J Clin Oncol, 2023. 41 (4_suppl): LBA292.

[55] QI C, GONG J, LI J, et al. Claudin18. 2-specific CAR T cells in gastrointestinal cancers: phase 1 trial interim results. Nat Med, 2022, 28 (6): 1189-1198.

[56] QI C, LIU C, GONG J, et al. Safety, tolerability, and preliminary efficacy results in patients with advanced gastric/gastroesophageal junction adenocarcinoma from a phase Ⅰb/ Ⅱ study of CLDN18. 2 CAR T-cell therapy (CT041). J Clin Oncol, 2022, 16 (suppl): 4017.

2.2.2 胃癌腹膜转移的综合治疗

部位	Ⅰ级推荐	Ⅱ级推荐	Ⅲ级推荐
仅有腹腔细胞学阳性（CY1P0）	全身化疗 ± 分子靶向治疗 ± 腹腔化疗或参加临床试验（2A类）	转化治疗后转为 CY0 者可行根治性手术 b（2B类）	标准 D2 手术，术后辅助化疗 c（2B类）
仅有肉眼腹膜转移（P1）	参照晚期胃癌治疗，或推荐或参加临床试验	全身化疗 ± 分子靶向治疗 ± 腹腔化疗或参加临床试验（2A类）	转化治疗后 PR 或 CR，CY（−），技术上可切除者可行姑息手术（2B类）d
肉眼腹膜转移伴其他脏器转移	参照晚期胃癌治疗，或推荐或参加临床试验		

【注释】

a 胃癌腹膜转移可分为两类：第一类仅腹腔游离癌细胞阳性，无肉眼可见的转移病灶，将其划分为 CY1P0；第二类腹腔可见肉眼转移病灶，记为 P1[1]，非单一远处转移胃癌范畴。

b 胃癌 CY1P0 属于技术上可切除但生物学上不可切除的Ⅳ期病例，相比 CY0P0 患者总体预后不佳[2]。目前对 CY1P0 患者，除非有症状需要手术治疗，否则应将全身治疗作为初始治疗。

一项系统综述纳入 21 项研究和 6 499 例患者，目的是评估腹膜细胞学作为胃癌分期和生存预测的一部分的价值和阳性细胞学检查是否可以通过新辅助治疗来改善预后，结果提示初治细胞学阳性的患者，新辅助治疗后细胞学转为阴性与 OS 的显著改善有关（$HR=0.64$，95% CI $0.56\sim0.73$，$P<0.000\ 1$）[3]。术中腹腔化疗（IPC）和术中广泛腹腔灌洗（EIPL）也被认为是有效的治疗手段。一项 meta 分析结果显示，与单纯手术相比，手术联合 IPC 可提高 5 年生存率（$RR=3.10$），降低复发风险（$OR=0.45$），而 IPC 联合 EIPL 则可使上述获益进一步增加（相应 $RR=6.19$，$OR=0.13$）[4]。总之，对于胃癌 CY1P0 患者，系统化疗联合手术、腹腔热灌注化疗（HIPEC）/腹腔灌洗联合手术等多学科综合治疗模式已被众多中心尝试和探索，在日本，CY1P0 患者更多接受术前 IPC 联合 D2 根治术的治疗模式[5]。由于患者选择、治疗目的（姑息或根治）、手术技术、腹腔化疗、系统化疗药物选择等均不一致，治疗结果也存在一定差异。总体而言，对于 CY+P0 患者手术的时机，目前探索性研究的初步结果提示全身化疗可使一定比例的 CY1P0 患者转阴，且显著改善这些患者的预后，但对于细胞学阳性转为阴性的患者，胃切除的意义和适应证仍存在争议，至少应把化疗放在手术之前，且需经反复诊断性腹腔镜探查判定为 CY0P0 的情况下，证实无疾病进展情况下切除原发灶[6]。

c 关于胃癌脱落细胞学阳性患者先行手术在化疗的随机对照研究尚不多见。基于 CCOG0301 研究结果，胃癌 CY1P0 患者可考虑接受根治手术后替吉奥辅助化疗[7]。有研究报道根治性手术联合术后 S1 单药辅助治疗可使单一 CY1P0 胃癌患者中位 OS 达到 22.3 个月。[8]

d 单纯肉眼腹膜种植转移的患者，化疗可使腹膜转移灶缩小或减少，然而，即使初治反应满意，也很难通过化疗减灭所有微转移灶[9]。当腹膜转移对化疗反应较好时，可切除原发肿瘤和 / 或转移灶。即使达肉眼完全切除，因为大多数患者术后腹腔内复发，故定义为细胞减灭术或减瘤术。

e 同时合并腹膜种植转移与其他脏器转移的胃癌患者，以姑息化疗为主，转化治疗仅在一小部分一线抗肿瘤药物治疗有良好退缩反应患者评估 R0 切除可能。针对不可控制的胃出血和 / 或梗阻问题，某些患者可接受姑息手术，如原发肿瘤切除和 / 或短路手术[10]。

f 腹膜转移的姑息治疗参照晚期胃癌治疗，或推荐参加临床试验。对合并有症状的腹水，可考虑腹水引流和腹腔灌注化疗。日本 PHOENIX-GC 研究针对腹膜转移胃癌患者的一线治疗，比较替吉奥 + 紫杉醇全身化疗并联合紫杉醇腹腔灌注与替吉奥 + 顺铂方案全身化疗的疗效，虽然总体人群的 OS 未延长，但中量腹水亚组人群显示生存获益[11]。

参考文献

[1] Japanese classification of gastric carcinoma: 3rd English edition. Gastric Cancer, 2011, 14 (2): 101-112.

[2] LEAKE PA, CARDOSO R, SEEVARATNAM R, et al. A systematic review of the accuracy and utility of peritoneal cytology in patients with gastric cancer. Gastric Cancer, 2012, 15 Suppl 1: S27-S37.

[3] JAMEL S, MARKAR SR, MALIETZIS G, et al. Prognostic significance of peritoneal lavage cytology in staging gastric cancer: Systematic review and meta-analysis. Gastric Cancer, 2018, 21 (1): 10-18.

[4] COCCOLINI F, CATENA F, GLEHEN O, et al. Effect of intraperitoneal chemotherapy and peritoneal lavage in positive peritoneal cytology in gastric cancer: Systematic review and meta-analysis. Eur J Surg Oncol, 2016, 42 (9): 1261-1267.

[5] LÓPEZ-BASAVE HN, QUIROZ-SANDOVAL OA, PADILLA-ROSCIANO AE, et al. Role of cytoreductive surgery

and hyperthermic intraperitoneal chemotherapy in the treatment of gastric cancer. Cir Cir, 2018, 86 (3): 277-284.

［6］ KODERA Y, ITO S, MOCHIZUKI Y, et al. Long-term follow up of patients who were positive for peritoneal lavage cytology: final report from the CCOG0301 study. Gastric Cancer, 2012, 15 (3): 335-337.

［7］ KANO K, AOYAMA T, MAEZAWA Y, et al. The survival and prognosticators of peritoneal cytology-positive gastric cancer patients who received upfront gastrectomy and subsequent S-1 chemotherapy. Int J Clin Oncol, 2017, 22 (5): 887-896.

［8］ YAMAGUCHI H, KITAYAMA J, ISHIGAMI H, et al. A phase 2 trial of intravenous and intraperitoneal paclitaxel combined with S-1 for treatment of gastric cancer with macroscopic peritoneal metastasis. Cancer, 2013, 119 (18): 3354-3358.

［9］ COCCOLINI F, COTTE E, GLEHEN O, et al. Intraperitoneal chemotherapy in advanced gastric cancer: Meta-analysis of randomized trials. Eur J Surg Oncol, 2014, 40 (1): 12-26.

［10］ YOSHIDA K, YAMAGUCHI K, OKUMURA N, et al. Is conversion therapy possible in stage Ⅳ gastric cancer: the proposal of new biological categories of classification. Gastric Cancer, 2016, 19 (2): 329-338.

［11］ ISHIGAMI H, FUJIWARA Y, FUKUSHIMA R, et al. Phase Ⅲ trial comparing intraperitoneal and intravenous paclitaxel plus S-1 versus cisplatin plus S-1 in patients with gastric cancer with peritoneal metastasis: PHOENIX-GC trial. J Clin Oncol, 2018, 36 (19): 1922-1929.

2.2.3　胃癌局部复发或单一远处转移[a]的综合治疗

a　单一远处转移：除胃原发灶及区域淋巴结外的单一远处转移，技术上具有局部可处理性[1-3]。对于胃癌局部复发或单一远处转移的治疗，目前缺乏大样本的前瞻性随机对照临床研究数据，证据大多来源于回顾性或样本量较小的文献数据。对于原发灶不可根治性切除或 PS ≥ 2 分患者，基本治疗策略按复发转移性胃癌处理或者最佳支持治疗；对于原发病灶及区域淋巴结可根治性切除且 PS= 0~1 分患者，基本治疗策略按照复发转移性胃癌处理，可选策略为转化治疗（化疗、靶向治疗、免疫治疗）加根治性手术，对此类患者优先推荐 MDT 讨论。

参考文献

[1] NIIBE Y, HAYAKAWA K. Oligometastases and oligo-recurrence: The new era of cancer therapy. Jpn J Clin Oncol, 2010, 40: 107-111.

[2] MILANO MT, KATZ AW, ZHANG H, et al. Oligometastases treated with stereotactic body radiotherapy: Long-term follow-up of prospective study. Int J Radiat Oncol Biol Phys, 2012, 83: 878-886.

[3] HELLMAN S, WEICHSELBAUM RR. Oligometastases. J Clin Oncol, 1995, 13: 8-10.

2.2.3.1 术后局部复发胃癌治疗

部位	I 级推荐	II 级推荐	III 级推荐
局部复发	按复发转移性胃癌处理或参加临床试验	手术联合药物治疗 [a]（2B 类） 放疗联合药物治疗 [b]（2A 类）	
残胃或吻合口复发 [c]	ESD 残胃全切除 + 淋巴结清扫 ± 联合脏器切除	姑息手术	内镜下支架置入 短路手术 空肠营养管置入

【注释】

a 胃癌根治性术后局部复发包括手术野复发和区域淋巴结转移，目前大部分研究为回顾性、单中心研究，缺乏大样本前瞻性研究数据。接受手术患者生存期为 25.8 个月，而未手术患者生存期仅 6.0 个月 [1]。对于此类患者，手术仍是重要的治疗手段，但须严格掌握手术指征。

b 对于围手术期未接受过放疗的胃癌局部复发患者，同步放化疗可能带来生存获益。回顾性研究显示，对于根治术后局部吻合口复发和 / 或区域淋巴结转移的患者，同步放化疗的反应率高达

61.9%，中位 OS 为 35 个月[2]。相对于单纯化疗而言，同步放疗联合化疗缓解率更高（87.8% vs 63.0%，$P = 0.01$），疼痛、出血及梗阻的症状控制更为明显（85.0% vs 55.9%，$P = 0.006$），同时中位 OS 也更长（13.4 个月 vs 5.4 个月，$P = 0.06$）[3-4]。

c 胃癌根治术后残胃复发多发生在 10 年以内[5]，切除可能性较高。没有淋巴结转移的早期残胃复发可以行 ESD 手术，整块切除率 91%~100%，完全切除率 74%~94%[6]。进展期残胃复发应行残胃全切除、淋巴结清扫、受侵脏器的联合切除，应清扫首次手术未予清扫的区域淋巴结，需注意 Billroth Ⅱ式吻合术吻合口附近的空肠系膜及根部淋巴结转移率较高，应是清扫范围[7]。对不可切除又有症状者，可以行姑息性切除或者短路手术，或者支架置入、空肠营养管置入。

参考文献

［1］BADGWELL B, CORMIER JN, XING Y, et al. Attempted salvage resection for recurrent gastric or gastroesophageal cancer. Ann Surg Oncol, 2009, 16 (1): 42-50.

［2］XU C, XIE J, LIANG N, WANG J, et al. Concurrent involved-field radiotherapy and XELOX in gastric cancer patients with postoperative oligometastatic recurrence. J Cancer Res Ther, 2014, 10 Suppl: 267-271.

［3］YUAN ST, WANG FL, LIU N, et al. Concurrent involved-field radiotherapy and XELOX versus XELOX chemotherapy alone in gastric cancer patients with postoperative locoregional recurrence. Am J Clin Oncol, 2015, 38 (2): 130-134.

［4］XIE J, LIANG N, QIAO L, et al. Docetaxel, capecitabine and concurrent radiotherapy for gastric cancer patients with postoperative locoregional recurrence. Tumori, 2015, 101 (4): 433-439.

[5] MARUYAMA K, KAMINISHI M, HAYASHI K, et al. Gastric cancer treated in 1991 in Japan: Data analysis of nationwide registry. Gastric Cancer, 2006, 9 (2): 51-66.

[6] OHIRA M, TOYOKAWA T, SAKURAI K, et al. Current status in remnant gastric cancer after distal gastrectomy. World J Gastroenterol, 2016, 22 (8): 2424-2433.

[7] 日本胃癌学会 . 胃癌处理规约 . 13 版 . 东京 : 金原出版株式会社 , 1999.

2.2.3.2 不伴腹膜转移的同时性单一远处转移胃癌的治疗

部位	Ⅰ级推荐	Ⅱ级推荐	Ⅲ级推荐
腹主动脉旁淋巴结（No.16a2/b1）转移	按复发转移性胃癌处理或参加临床试验	术前化疗联合根治性手术 [a]（2B 类）	根治性手术联合放化疗（3 类）
肝脏单一远处转移 [b, c, e]		系统化疗序贯原发灶及转移灶手术 [b]（2A 类）	系统化疗联合局部治疗 [c]（2B 类）
卵巢转移		原发灶及转移灶手术联合系统化疗 [d, f]（2B 类）	

【注释】

a 胃癌腹主动脉旁淋巴结预防性清扫的必要性已被 JCOG9501 研究否定 [1]。REGATTA 研究中，腹主动脉旁淋巴结（No.16a2/b1）转移的亚组分析显示手术联合化疗具有良好疗效[2]。当前腹主动脉旁淋巴结治疗性清扫主要是术前化疗序贯手术的模式：JCOG0001 研究报道了术前 2~3 个周期的伊立替康联合顺铂化疗后序贯手术，临床有效率为 56%，R0 切除率 65%，3 年生存率为 27%，该研究因治疗相关死亡超过预定比例而提前中止[3]；JCOG0405 研究报道，S1 联合顺铂化疗 2 个周期后序贯 D2+ 腹主动脉旁淋巴结清扫手术，有效率为 64.7%，R0 切除率 82%，3 年生存率为 58.8%[4]；JCOG1002 研究则在 JCOG0405 研究中 S1 联合顺铂方案的基础上加入多西他赛（DCS 方案），临床缓解率达 57.7%，R0 切除率 84.6%，病理缓解为 50.0%，添加多西他赛未增加疗效[5]，推论 S1 联合顺铂两药方案优选[6]。复旦大学附属中山医院的前瞻性研究显示，对于胃癌孤立性腹主动脉旁淋巴结转移患者，新辅助化疗联合手术患者的总体无进展生存期可达 18.1 个月[7]。

b 胃癌同时性肝转移指胃癌术前、术中或术后 6 个月内发生的肝转移[8]。肝脏单一远处转移是指肝单发转移病灶直径 ≤5cm，转移灶局限于一叶且不累及血管和胆管。针对该人群的治疗目前缺乏前瞻性随机对照临床研究数据，REGATTA 研究结果显示，仅接受原发病灶的姑息手术并无生存获益[2]。回顾性研究证实，经过严格筛选的胃癌肝转移患者通过化疗序贯手术可获生存获益，包括年龄<65 岁，确诊时 CEA 和 CA199 无升高，非食管胃结合部癌[9]。meta 分析[10] 显示接受肝转移灶切除术的患者预后明显优于未接受手术的患者，中位 OS 分别为 23.7 个月和 7.6 个月。系统综述显示，与仅接受胃切除术的患者相比，接受胃切除术 + 肝切除术的患者的 1、2、3 和 5 年总体生存率显著提高[11]。一项纳入 39 项回顾性研究的系统综述[12] 发现，肝转移灶切除术能够明显改善预后（HR=0.50，$P<0.001$），且在东方人群、单个肝转移灶的患者中尤为明显。meta

分析显示，对于接受手术的胃癌肝转移患者，原发灶的 T 分期和 N 分期较低、肿瘤未侵犯脉管、肝转移灶最大径<5cm、切缘阴性、术前 CEA、CA19-9 较低和术后接受系统化疗为预后较好的重要因素[13]。另一项 EORTC 和 JCOG 于 2017 年在欧洲 17 个国家和日本 55 个研究中心进行问卷调查，对于原发灶和转移灶均可切除的胃癌肝转移患者，大部分中心推荐在术前化疗的基础上接受原发灶和转移灶切除术[14]。

c 肝脏单一远处转移不适合手术的患者，可谨慎选择系统化疗联合其他局部治疗，包括射频消融（RFA）、微波消融（MWA）、肝动脉灌注化疗（HAIC）、经动脉化疗栓塞（TACE）和立体定向体部放疗（SBRT）等[15-23]。日本的一项多中心回顾性研究显示，单一或多个肝转移灶在接受手术切除和/或局部治疗后，两种方式的生存期差异并不显著，但单一转移灶及原发灶切除术后淋巴结分期为 N0/N1 的患者能够明显从手术或局部治疗中获益[24]。meta 分析结果表明，与系统化疗相比，系统化疗联合 RFA 处理肝转移灶可明显延长生存期，中位 OS 达 22.93 个月，且转移灶<3cm、RFA 后接受系统化疗的患者获益更大[25]。

d 胃癌卵巢转移又称为 Krukenberg 瘤。针对胃癌单一卵巢转移人群的治疗，目前仍以系统化疗为主，但也有部分回顾性研究证实，系统化疗联合原发灶和/或转移灶积极手术可使部分胃癌卵巢转移患者得到生存获益[26]，中位生存期可从 6~9 个月延长至 19~23.7 个月。体能评分 ECOG PS=0~1、原发灶及转移灶根治手术及术后系统化疗为预后较好的重要因素[27]，而印戒细胞癌和伴有腹膜转移是预后不良因素[28]。对于卵巢单一远处转移患者，部分高度选择后的患者可通过外科治疗联合系统化疗得到生存获益。但目前具体适合人群、手术时机及手术方法等都尚无定论。

参考文献

［1］ SANO T, SASAKO M, YAMAMOTO S, et al. Gastric cancer surgery: Morbidity and mortality results from a prospective randomized controlled trial comparing D2 and extended para-aortic lymphadenectomy Japan Clinical Oncology Group study 9501. J Clin Oncol, 2004, 22 (14): 2767-2773.

［2］ FUJITANI K, YANG HK, MIZUSAWA J, et al. Gastrectomy plus chemotherapy versus chemotherapy alone for advanced gastric cancer with a single non-curable factor (REGATTA): A phase 3, randomised controlled trial. Lancet Oncol, 2016, 17 (3): 309-318.

［3］ YOSHIKAWA T, SASAKO M, YAMAMOTO S, et al. Phase Ⅱ study of neoadjuvant chemotherapy and extended surgery for locally advanced gastric cancer. Br J Surg, 2009, 96 (9): 1015-1022.

［4］ TSUBURAYA A, MIZUSAWA J, TANAKA Y, et al. Neoadjuvant chemotherapy with S-1 and cisplatin followed by D2 gastrectomy with para-aortic lymph node dissection for gastric cancer with extensive lymph node metastasis. Br J Surg, 2014, 101 (6): 653-660.

［5］ ITO S, SANO T, MIZUSAWA J, et al. A phase Ⅱ study of preoperative chemotherapy with docetaxel, cisplatin, and S-1 followed by gastrectomy with D2 plus para-aortic lymph node dissection for gastric cancer with extensive lymph node metastasis: JCOG1002. Gastric Cancer, 2017, 20 (2): 322-331.

［6］ KATAYAMA H, TSUBURAYA A, MIZUSAWA J, et al. An integrated analysis of two phase Ⅱ trials (JCOG0001 and JCOG0405) of preoperative chemotherapy followed by D3 gastrectomy for gastric cancer with extensive lymph node metastasis. Gastric Cancer, 2019, 22 (6): 1301-1307.

［7］ WANG Y, YU YY, LI W, et al. A phase Ⅱ trial of Xeloda and oxaliplatin (XELOX) neo-adjuvant chemotherapy followed by surgery for advanced gastric cancer patients with para-aortic lymph node metastasis. Cancer Chemother Pharmacol, 2014, 73 (6): 1155-1161.

[8] THELEN A, JONAS S, BENCKERT C, et al. Liver resection for metastatic gastric cancer. Eur J Surg Oncol, 2008, 34 (12): 1328-1334.

[9] LI W, JIANG H, YU Y, et al. Outcomes of gastrectomy following upfront chemotherapy in advanced gastric cancer patients with a single noncurable factor: A cohort study. Cancer Manag Res, 2019, 11: 2007-2013.

[10] LIAO YY, PENG NF, LONG D, et al. Hepatectomy for liver metastases from gastric cancer: A systematic review. BMC Surg, 2017, 17 (1): 14.

[11] GAVRIILIDIS P, ROBERTS KJ, DE'ANGELIS N, et al. Gastrectomy alone or in combination with hepatic resection in the management of liver metastases from gastric cancer: A systematic review using an updated and cumulative Meta-analysis. J Clin Med Res, 2019, 11 (8): 600-608.

[12] MARKAR SR, MIKHAIL S, MALIETZIS G, et al. Influence of surgical resection of hepatic metastases from gastric adenocarcinoma on long-term survival: Systematic review and pooled analysis. Ann Surg, 2016, 263 (6): 1092-1101.

[13] MONTAGNANI F, CRIVELLI F, APRILE G, et al. Long-term survival after liver metastasectomy in gastric cancer: Systematic review and meta-analysis of prognostic factors. Cancer Treat Rev, 2018, 69: 11-20.

[14] KATAOKA K, KINOSHITA T, MOEHLER M, et al. Current management of liver metastases from gastric cancer: What is common practice？ New challenge of EORTC and JCOG. Gastric Cancer, 2017, 20 (5): 904-912.

[15] GUNER A, SON T, CHO I, et al. Liver-directed treatments for liver metastasis from gastric adenocarcinoma: Comparison between liver resection and radiofrequency ablation. Gastric Cancer, 2016, 19 (3): 951-960.

[16] LEE JW, CHOI MH, LEE YJ, et al. Radiofrequency ablation for liver metastases in patients with gastric cancer as an alternative to hepatic resection. BMC Cancer, 2017, 17 (1): 185.

[17] ZHOU F, YU XL, LIANG P, et al. Microwave ablation is effective against liver metastases from gastric adenocarci-

noma. Int J Hyperthermia, 2017, 33 (7): 830-835.

［18］ MARTELLA L, BERTOZZI S, LONDERO AP, et al. Surgery for liver metastases from gastric cancer: A meta-analysis of observational studies. Medicine (Baltimore), 2015, 94 (31): e1113.

［19］ LIU SF, LU CR, CHENG HD, et al. Comparison of therapeutic efficacy between gastrectomy with transarterial chemoembolization plus systemic chemotherapy and systemic chemotherapy alone in gastric cancer with synchronous liver metastasis. Chin Med J (Engl), 2015, 128 (16): 2194-2201.

［20］ FUKAMI Y, KANEOKA Y, MAEDA A, et al. Adjuvant hepatic artery infusion chemotherapy after hemihepatectomy for gastric cancer liver metastases. Int J Surg, 2017, 46: 79-84.

［21］ YAMAKADO K, NAKATSUKA A, TAKAKI H, et al. Prospective study of arterial infusion chemotherapy followed by radiofrequency ablation for the treatment of liver metastasis of gastric cancer. J Vasc Interv Radiol, 2005, 16 (12): 1747-1751.

［22］ LEWIS GD, CHIANG SB, BUTLER EB, et al. The utility of positron emission tomography/computed tomography in target delineation for stereotactic body radiotherapy for liver metastasis from primary gastric cancer: An illustrative case report and literature review. J Gastrointest Oncol, 2017, 8 (3): E39-E42.

［23］ GOODMAN KA, WIEGNER EA, MATUREN KE, et al. Dose-escalation study of single-fraction stereotactic body radiotherapy for liver malignancies. Int J Radiat Oncol Biol Phys, 2010, 78 (2): 486-493.

［24］ OKI E, TOKUNAGA S, EMI Y, et al. Surgical treatment of liver metastasis of gastric cancer: A retrospective multicenter cohort study (KSCC1302). Gastric Cancer, 2016, 19 (3): 968-976.

［25］ TANG K, LIU Y, DONG L, et al. Influence of thermal ablation of hepatic metastases from gastric adenocarcinoma on long-term survival: Systematic review and pooled analysis. Medicine (Baltimore), 2018, 97 (49): e13525.

［26］ BRIEAU B, AUZOLLE C, POZET A, et al. Efficacy of modern chemotherapy and prognostic factors in patients with ovarian metastases from gastric cancer: A retrospective AGEO multicentre study. Dig Liver Dis, 2016, 48 (4):

441-445.

[27] CHO JH, LIM JY, CHOI AR, et al. Comparison of surgery plus chemotherapy and palliative chemotherapy alone for advanced gastric cancer with krukenberg tumor. Cancer Res Treat, 2015, 47 (4): 697-705.

[28] YAN D, DU Y, DAI G, et al. Management of synchronous krukenberg tumors from gastric cancer: A single-center experience. J Cancer, 2018, 9 (22): 4197-4203.

2.2.3.3 不伴腹膜转移的异时性单一远处转移胃癌的治疗

胃癌不伴腹膜转移的异时性单一远处转移不存在原发灶切除的问题，治疗原则参见"2.2.3.2 不伴腹膜转移的同时性单一远处转移胃癌的治疗"部分。

【注释】

e 胃癌根治术后超过 6 个月出现肝转移定义为异时性肝转移。异时性肝转移和同时性肝转移之间无生存差异[1]。也有研究认为异时性肝转移患者比同时性肝转移患者预后好[2]。接受肝脏手术患者生存优于未接受手术患者[1]。当肝脏转移灶局限（H1 和 H2）且转移灶小于 5cm 时，手术与化疗相比可提高生存率[3]。回顾性研究显示，与系统化疗相比，RFA 可使异时性肝转移患者的中位生存期明显延长（25 个月 vs 12 个月，$P = 0.015$）[4]，另有报道 RFA 联合系统化疗处理肝转移灶中位 PFS 为 9.8 个月，中位 OS 为 20.9 个月[5]。

f 卵巢切除联合药物治疗为胃癌术后异时性卵巢转移患者的重要治疗手段。系统评价显示，与单纯化疗相比，卵巢切除联合化疗可提高中位 OS[6]。异时性卵巢转移手术获益可能优于同时性卵巢转移，中位 OS 分别为 36 个月和 17 个月[7]。

参考文献

[1] SHINOHARA T, MAEDA Y, HAMADA T, et al. Survival benefit of surgical treatment for liver metastases from gastric cancer. J Gastrointest Surg, 2015, 19 (6): 1043-1051.

[2] MARKAR SR, MIKHAIL S, MALIETZIS G, et al. Influence of surgical resection of hepatic metastases from gastric adenocarcinoma on long-term survival: Systematic review and pooled analysis. Ann Surg, 2016, 263 (6): 1092-1101.

[3] AURELLO P, MINERVINI A, PACE M, et al. The role of surgery in the treatment of metachronous liver metastasis from gastric cancer: A systematic review. Anticancer Res, 2022, 42: 25-33.

[4] ZHOU F, YU XL, LIANG P, et al. Microwave ablation is effective against liver metastases from gastric adenocarcinoma. Int J Hyperthermia, 2017, 33 (7): 830-835.

[5] HWANG JE, KIM SH, JIN J, et al. Combination of percutaneous radiofrequency ablation and systemic chemotherapy are effective treatment modalities for metachronous liver metastases from gastric cancer. Clin Exp Metastasis, 2014, 31 (1): 25-32.

[6] AURELLO P, BERARDI G, ANTOLINO L, et al. Is a surgical approach justified in metachronous krukenberg tumor from gastric cancer ?: A systematic review. Oncol Res Treat, 2018, 41 (10): 644-649.

[7] ROSA F, MARRELLI D, MORGAGNI P, et al. Krukenberg tumors of gastric origin: The rationale of surgical resection and perioperative treatments in a multicenter Western experience. World J Surg, 2016, 40 (4): 921-928.

2.3　胃癌支持治疗

　　最佳支持治疗贯穿胃癌治疗的始终。胃癌患者尤其终末期患者常面临肿瘤导致的出血、梗阻疼痛等并发症和肿瘤相关营养不良如乏力、消瘦和厌食等。胃癌支持治疗总体目标是尽早预防或缓解胃癌相关症状或治疗相关副作用，以及与胃癌或治疗相关的心理、社会和精神问题，从而改善患者及其家人和护理人员的生活质量。支持治疗覆盖了从诊断、治疗、幸存到生命终末期的整个癌症历程。支持治疗需要跨学科多模式治疗，通常以肿瘤内科医生为主，包括胃肠病学、老年病学、姑息治疗学、疼痛学、营养学及肿瘤心理学方面医生，社会工作者，物理治疗师，护士，以及其他相关医疗人员的参与[1]。我国学者的研究提示早期多学科支持治疗不仅可以改善晚期食管胃癌患者的营养和心理状况，更重要的是可以显著延长他们的生存时间[2]。

2.3.1 营养治疗

胃癌营养治疗 [a]	推荐
营养风险筛查与营养不良评估 [b]	一经确诊应立即进行营养风险筛查和营养不良评估，分别应于入院后 24 小时和 48 小时完成 营养风险筛查工具：NRS-2002 营养不良评估工具：PG-SGA
早期围手术期患者 [c]	存在重度营养不良或中度营养不良且须接受大手术的患者在术前应实施 7~14 天营养治疗 营养途径首选 ONS 或 EN，EN 无法实施或 EN 无法提供充足的能量和蛋白质时应补充或选择 PN 术后应早期（24~48 小时）恢复经口进食、ONS 或 EN，符合条件的患者，应按照 ERAS 原则和流程实施营养治疗 具体参考《中国临床肿瘤学会（CSCO）恶性肿瘤患者营养治疗指南》和《胃癌围手术期营养治疗中国专家共识（2019 版）》
晚期患者 [d, e]	非终末期患者应定期进行营养风险筛查及营养评估，制订营养治疗计划，营养治疗遵循五阶梯原则 终末期患者以减轻症状、维持体重为主要治疗目的，给予个体化营养干预；具体参考《中国临床肿瘤学会（CSCO）恶性肿瘤患者营养治疗指南》
居家患者 [f]	给予饮食及家庭康复指导，建议至少每 3 个月一次门诊营养咨询

注释

a 胃癌患者普遍存在营养风险及营养不良，有研究显示我国住院胃癌患者发生中重度营养不良比率高达 80.4%，严重影响生活质量[3]。近期我国的一项Ⅲ期临床研究显示对于转移性胃癌患者，在标准化疗基础上联合早期营养治疗及心理干预能显著延长生存，因此营养支持治疗应该是胃癌抗肿瘤治疗的重要组成部分[2]。对于每一位胃癌患者给予及时准确的营养风险筛查及评估、早期恰当的营养指导与干预、多学科协作的全程管理意义重大。

b 营养风险筛查工具推荐采用营养风险筛查量表 2002（nutritional risk screening 2002，NRS-2002），NRS-2002 评分 ≥3 分者具有营养风险，需进一步评估及干预[4-6]。营养评估工具推荐采用患者主观整体评估量表（patient-generated subjective global assessment，PG-SGA），PG-SGA 是肿瘤患者特异性的营养评估工具，可以快速识别营养不良的肿瘤患者，较为适用于胃癌患者的营养评估[4, 7]，根据积分将患者分为无营养不良（0~1 分）、可疑营养不良（2~3 分）、中度营养不良（4~8 分）及重度营养不良（≥9 分）四类。

c 围手术期的营养治疗是加速康复外科 ERAS 的重要组成部分，对于符合条件的胃癌患者，推荐按照 ERAS 原则和流程实施营养治疗[5, 8]。部分研究提示，围手术期合理应用免疫增强型 EN 制剂有利于维持瘦体重、减少术后感染并发症、缩短住院时间，但仍需更多的临床证据支持，不推荐常规应用[5]。

d 营养干预遵循五阶梯原则，首先选择营养教育，然后依次向上晋级选择口服营养补充（ONS）、全肠内营养（TEN）、部分肠内联合部分肠外营养（PEN+PPN）、全肠外营养（TPN），当下一阶梯不能满足 60% 目标能量需求 3~5 天时，应该选择上一阶梯[9]。

e 晚期胃癌患者的特殊营养问题较多，如合并消化道梗阻、出血、胃瘫等，EN 往往无法实施，或虽然能够接受 EN，但无法满足机体能量及蛋白质的目标需要量时，需要补充或应用 PN；积极建立治疗通路，如留置鼻胃管、鼻肠管、经皮胃造瘘等，为营养治疗创造条件；纠正贫血及水电解质平衡紊乱，若梗阻及出血症状得以改善，在安全的前提下可谨慎尝试向 EN 过渡，建议在 MDT 诊疗模式下进行综合诊疗。在胃癌的全程管理中，应注意积极防治恶液质的发生，及时评估、及早诊断与治疗，如果一旦进入恶液质期，则难以逆转。

f 居家胃癌患者，建议遵循肿瘤营养治疗通则的饮食指导及家庭康复指导原则，重视医院门诊营养咨询，至少每 3 个月一次，养成 ONS 习惯，每两周称量并记录体重一次[10]。

参考文献

[1] OLVER I, KEEFE D, HERRSTEDT J, et al. Supportive care in cancer-a MASCC perspective. Support Care Cancer, 2020, 28 (8): 3467-3475.

[2] LU ZH, FANG Y, LIU C, et al. Early interdisciplinary supportive care in patients with previously untreated metastatic esophagogastric cancer: A phase III randomized controlled Trial. J Clin Oncol, 39 (7): 748-756.

[3] GUO ZQ, YU JM, LI W, et al. Survey and analysis of the nutritional status in hospitalized patients with malignant gastric tumors and its influence on the quality of life. Support Care Cancer, 2020, 28 (1): 373-380.

[4] 中国临床肿瘤学会指南工作委员会. 中国临床肿瘤学会 (CSCO) 恶性肿瘤患者营养治疗指南. 北京：人民卫生

出版社, 2021.

[5] 中国抗癌协会胃癌专业委员会, 中华医学会外科学分会胃肠外科学组. 胃癌围手术期营养治疗中国专家共识 (2019 版). 中国实用外科杂志, 2020, 40 (2): 145-151.

[6] KONDRUP J, RASMUSSEN HH, HAMBERG O, et al. Nutritional risk screening (NRS 2002): A new method based on an analysis of controlled clinical trials. Clin Nutr, 2003, 22 (3): 321-336.

[7] BAUER J, CAPRA S, FERGUSON M. Use of the scored Patient-Generated Subjective Global Assessment (PG-SGA) as a nutrition assessment tool in patients with cancer. Eur J Clin Nutr, 2002, 56 (8): 779-785.

[8] MORTENSEN K, NILSSON M, SLIM K, et al. Consensus guidelines for enhanced recovery after gastrectomy: Enhanced Recovery After Surgery (ERAS®) Society recommendations. Br J Surg, 2014, 101 (10): 1209-1229.

[9] 石汉平, 许红霞, 李苏宜, 等. 营养不良的五阶梯治疗. 肿瘤代谢与营养电子杂志, 2015, 2 (1): 29-33.

[10] 石汉平, 李苏宜, 王昆华, 等. 胃癌患者营养治疗指南. 肿瘤代谢与营养电子杂志, 2015,(2): 37-40.

2.3.2 并发症处理

大出血 [a]	梗阻 [b]	疼痛 [c]
内镜治疗 　金属止血钳 　注射治疗：如乙醇、肾上腺素 　消融治疗：激光光凝术、氩离 　子凝固术 内科治疗 　质子泵抑制剂、生长抑素 导管动脉栓塞术 姑息性胃切除术	胃肠减压 内镜治疗 　放置支架、胃/空肠造瘘术、 　胃空肠吻合术 内/外照射放疗 　外科治疗 　胃空肠吻合术、胃/空肠造 　瘘术、胃切除术 化疗 [d] 　内科治疗 　镇痛、止吐、抑制分泌、解痉	药物治疗 　阿片药物；对乙酰氨基酚； 　非甾体抗炎药） 化疗 [d] 外照射治疗

【注释】

a 出血是胃癌常见症状之一，可以由肿瘤本身或肿瘤治疗导致。急性且严重出血可能是致命的，应立即行内镜检查。内镜治疗胃癌出血的疗效研究尚不充分，有限的资料认为内镜治疗初次成功率很高，但再次出血率也很高[1]。内镜治疗失败，可以考虑经皮动脉栓塞术栓塞供应胃的主要血管以减少出血[2]，或者通过姑息性胃切除术来控制出血。外照射放疗也对急慢性出血有效，但需要时间起效，更适合慢性出血。质子泵抑制剂也通常认为对慢性出血有益，但韩国一项随机研究表明，质子泵抑制剂未显著降低肿瘤出血的发生[3]。

b 消化道梗阻治疗目的是减少恶心呕吐和恢复肠内营养。胃癌最常见的梗阻见于胃窦癌导致的幽门梗阻、食管胃结合部癌导致的贲门梗阻，以及腹膜转移侵犯导致的小肠麻痹性梗阻。对于可切除胃癌，若出现梗阻等症状，建议切除原发灶，以达到控制和改善症状的目的。对于晚期或不适合手术切除的胃癌合并幽门梗阻和贲门梗阻患者，随着肿瘤内科治疗有效率的提高，良好营养状况的患者可直接行化疗为基础的治疗来解决梗阻问题。营养状况不良或治疗无效患者，可行胃镜检查评估狭窄程度，明确是否可行内镜下干预，例如放置支架、经皮内镜下胃/空肠造瘘术、超声胃镜引导下胃空肠吻合术[3]。单剂量近距离放射治疗可能在远期疗效和并发症方面优于金属支架置入。外照射放疗可有75%~83%的梗阻症状缓解率，但放疗初期梗阻症状可能加重。支架、手术、内/外照射放疗以及肿瘤内科的多模式干预手段疗效可能更佳。如果胃镜难以通过，则考虑手术干预，如腹腔镜下胃空肠吻合术、胃/空肠造瘘术，或姑息性胃切除术[4-5]。对于腹膜转移侵犯导致的小肠麻痹性梗阻，往往伴随"冰冻骨盆"等表现，属于疾病终末期，手术难以解除症状，应尽量避免手术干预，应予以营养支持、解痉、抑制胃酸分泌、止吐和镇痛等对症处理。食管和贲门良性狭窄可行食管扩张术。

c 胃癌患者常伴有疼痛，包括肿瘤及其浸润转移引起的癌痛、器官累及引起的疼痛、治疗相关疼痛如支架放置等。治疗应排除外科急症如穿孔或梗阻等。抗肿瘤治疗如化疗和放疗可以缩小肿瘤，减轻肿瘤压迫神经或其他器官引起的疼痛。癌痛遵循按 WHO 三阶梯止痛原则进行评估和处理[6]。止痛药物以阿片类药物、对乙酰氨基酚和非甾体抗炎药为主。给药途径通常以口服为主，如果有胃肠梗阻的患者，静脉、皮下、经皮等途径也可以被考虑。

d　胃癌患者容易出现治疗相关骨髓抑制，治疗相关因素包括化疗、分子靶向治疗、放疗和免疫治疗等，参照常见不良反应术语标准（common terminology criteria for adverse event，CTCAE）行分级标准和分级处理。①化疗相关贫血，排除失血性贫血和营养不良性贫血，应注意补充铁剂和维生素 B_{12}、叶酸等，尤其胃切除术后患者，化疗相关性贫血可使用重组人促红细胞生成素（EPO），同时必要时输注红细胞悬液；②化疗相关粒细胞减少，可使用重组人粒细胞集落刺激因子（rhG-CSF）或长效 rhG-CSF（聚乙二醇化 rhG-CSF），根据实际情况预防性或治疗性使用；③化疗相关血小板减少，在治疗措施选择中首先判断患者的出血风险及程度，根据情况可以选择观察、使用促血小板生成素（TPO）和白介素（IL-11）升血小板，输注血小板。

参考文献

［1］ KIM YI, CHOI IJ. Endoscopic management of tumor bleeding from inoperable gastric cancer. Clin Endosc, 2015, 48 (2): 121-127.

［2］ CHEN Y, YANG Y, XU WJ, et al. Clinical application of interventional embolization in tumor-associated hemorrhage. Ann Transl Med, 2020, 8 (6): 394.

［3］ KIM YI, CHOI I J. Endoscopic management of tumor bleeding from inoperable gastric cancer. Clin Endosc, 2015, 48

(2): 121-127.

［4］ BIAN SB, SHEN WS, XI HQ, et al. Palliative therapy for gastric outlet obstruction caused by unresectable gastric cancer: A meta-analysis comparison of gastrojejunostomy with endoscopic stenting. Chin Med J (Engl), 2016, 129 (9): 1113-1121.

［5］ 刘昊 , 徐泉 , 马福海 , 等 . 全腹腔镜胃部分离断后胃肠吻合术治疗胃癌合并幽门梗阻的临床效果 . 中华肿瘤杂志 , 2020, 42 (6): 445-448.

［6］ IQBAL U, KHARA HS, HU Y, et al. EUS-guided gastroenterostomy for the management of gastric outlet obstruction: A systematic review and meta-analysis. Endosc Ultrasound, 2020, 9 (1): 16-23.

3 胃癌随访

目的[a]	I 级推荐	II 级推荐
早期胃癌随访[b]	随访频率：开始前 2 年每 3~6 个月 1 次，然后每 6~12 个月 1 次至 5 年	5 年后每年 1 次随访
	随访内容（无特指时即为每次） 1）临床病史 2）体格检查 3）血液学检查（全血细胞计数和化学分析，肿瘤标志物 CEA 和 CA19-9）[d] 4）幽门螺杆菌检测 5）营养学评估（维生素 B_{12}、铁离子）[g] 6）胸、腹部、盆腔增强 CT 检查（前 1 年每 6~12 个月 1 次，然后每 1 年一次）[e] 7）胃镜检查[f]	PET/CT 检查[h]
进展期及晚期胃癌随访[c]	随访/监测频率：开始前 2 年每 3~6 个月 1 次，然后每 6~12 个月 1 次至 5 年	5 年后每年 1 次

胃癌随访（续）

目的 [a]	I 级推荐	II 级推荐
进展期及胃癌随访 [c]	随访 / 监测内容 1）临床病史 2）体格检查 3）血液学检查（全血细胞计数和化学分析，肿瘤标志物 CEA 和 CA19-9）[d] 4）幽门螺杆菌检测 5）营养学评估（维生素 B_{12}、铁离子）[g] 6）胸、腹部、盆腔增强 CT 检查（前 2 年每 6~12 个月 1 次，然后每年 1 次）[e] 7）胃镜检查 [f]	PET/CT 检查 [h]
症状恶化及新发症状	随时随访	

【注释】

a 随访/监测的主要目的是发现潜在可根治的转移复发，更早发现肿瘤复发或第二原发胃癌，并及时干预处理，以延长患者的总生存期，改善生活质量[1]。目前没有高级别循证医学证据支持什么样的随访/监测策略是最佳的。随访应按照患者个体化和肿瘤分期的原则[2]，如果患者身体状况不允许接受一旦复发而需要的抗癌治疗，则不主张对患者进行常规肿瘤随访/监测。幽门螺杆菌感染影响胃癌的预后，推荐患者将幽门螺杆菌检测作为常规随访检查手段[2]。

b 早期胃癌随访包括原位癌、接受外科手术切除治疗及接受 ER 治疗的早期胃癌患者随访。在接受 ER 治疗的早期胃癌患者的随访过程中，建议行胃镜检查，前一年每 6 个月 1 次，然后每年 1 次至 5 年。而在接受外科手术切除治疗的早期胃癌患者术后随访过程中，则推荐将胃镜检查列为常规随访手段[2]。

c 进展期胃癌随访应包括接受新辅助或辅助治疗的胃癌患者随访，该随访内容与进展期胃癌的患者相一致[2]。

d 肿瘤标志物 CEA 和 CA19-9 检测能有效发现肿瘤复发情况。在影像学检查发现肿瘤复发转移病变证据前 2~3 个月可出现肿瘤标记物升高[4]。

e 在早期胃癌患者随访过程中建议患者常规进行胸、腹部、盆腔增强 CT 检查，发现新生肿瘤或肿瘤复发，以及评估其他部位肿瘤转移情况[2-4]。

f 胃镜检查的策略[2-4]：推荐胃镜检查作为接受外科手术切除的胃癌患者术后常规随访手段。在早期或进展期胃癌患者随访过程中，伴有临床指征或影像学检查异常时，建议患者行胃镜检查。

其目的是在胃镜下发现新生肿瘤或原发肿瘤复发，观察吻合口情况并取胃活检，以判断肿瘤复发情况。

g 在随访过程中营养学评估建议接受外科手术切除的胃癌患者，尤其是全胃切除的胃癌患者，推荐维生素 B_{12} 和铁离子检查[2]。

h PET/CT 检查推荐用于临床怀疑复发转移，合并常规影像学检查为阴性时，比如，持续 CEA 升高，腹部 CT 检查或超声为阴性。目前不推荐将 PET/CT 检查列为常规随访 / 监测手段。

参考文献

[1] SMYTH EC, VERHEIJ M, ALLUM W, et al. Gastric cancer: ESMO Clinical practice guidelines for diagnosis, treatment and follow-up. Ann Oncol, 2016, 27 (suppl 5): v38-v49.

[2] AJANI JA, D'AMICO TA. NCCN clinical practice guidelines in oncology. Gastric Cancer, Version 1, 2020.

[3] 日本胃癌学会 . 胃癌处理规约 . 15 版 . 东京 : 金原出版株式会社 , 2017.

[4] 日本胃癌学会 . 胃癌治疗指南 . 5 版 . 东京 : 金原出版株式会社 , 2018.

4 遗传相关胃癌的筛查和诊断

4.1 遗传相关胃癌的类型和定义

绝大多数胃癌是散发性的，5%~10%的胃癌患者存在家族聚集现象，3%~5%的患者可能存在遗传倾向[1]。

遗传性胃癌包括3种类型：遗传性弥漫型胃癌（hereditary diffuse gastric cancer，HDGC）、家族性肠型胃癌（familial intestinal gastric cancer，FIGC）以及胃腺癌和胃近端息肉病（gastric adenocarcinoma and proximal polyposis of the stomach，GAPPS）。除上述三种类型外，林奇综合征（Lynch syndrome，LS）、李法美尼综合征（Li-Fraumeni syndrome，LFS）、家族性腺瘤性息肉病（familial adenomatous polyposis，FAP）、MUTYH相关息肉病（MAP）、波伊茨-耶格综合征（Peutz-Jeghers syndrome，PJS）、青少年息肉综合征（juvenile polyposis syndrome，JPS）和锯齿状息肉病综合征（SPS）、遗传性乳腺-卵巢癌综合征（hereditary breast and ovarian cancer syndrome，HBOCS）等遗传疾病也可合并胃癌[2-3]。

（1）遗传性弥漫型胃癌：HDGC是一种常染色体显性遗传疾病，多由抑癌基因CDH1胚系突变失活所致，也有报道CTNNA1致病性突变与HDGC发病相关。

（2）家族性肠型胃癌：家族性肠型胃癌的诊断主要依靠临床诊断，家族史中有常染色体显性遗传特征的家族性肠型胃癌患者均应考虑，包括：①至少有2个一级或二级亲属诊断为肠型胃癌，其中至少有1个在50岁之前确诊；②3个或3个以上任何年龄段的一级或二级亲属确诊为肠型胃癌。

（3）胃腺癌和胃近端息肉病：胃腺癌和胃近端息肉病的诊断主要靠临床诊断[4-5]。包括：①胃息肉局限于胃底和胃体，同时无结直肠或十二指肠息肉病的证据；②胃近端的息肉数目>100个，或家族性腺瘤性息肉病患者（FAP）胃近端息肉数目>30个；③大部分息肉位于胃底部，部分息肉病理提示不典型增生（或家族成员有胃底息肉不典型增生或胃腺癌的病史）；④疾病具有常染色体显性遗传模式；⑤排除其他遗传性胃息肉病综合征和正在使用质子泵抑制药。

4.2 遗传相关胃癌风险评估和筛查

推荐具有以下特征的胃癌患者或家族史的个人进行胃癌遗传风险筛查：

- 40 岁以前发病；
- 50 岁以前发病，同时有一个一、二级亲属患胃癌；
- 不考虑发病年龄，一、二级亲属中有 2 个或 2 个以上胃癌患者；
- 同时患胃癌和乳腺癌，且其中一种疾病发病小于 50 岁；
- 不考虑发病年龄，一、二级亲属中有 50 岁以前患乳腺癌的患者；
- 不考虑发病年龄，有 JP 综合征或胃肠息肉或 Lynch 综合征家族史；
- 亲属有已知的胃癌易感基因突变；
- 有一、二级亲属 40 岁以前诊断胃癌；
- 有 2 个一、二级亲属 50 岁以前诊断胃癌；
- 有 3 个一、二级亲属患胃癌，不考虑发病年龄；
- 有亲属同时患胃癌和乳腺癌，其中一种疾病发病年龄小于 50 岁，亲属有 JP 或胃肠息肉综合征。

遗传性弥漫型胃癌是一种常染色体显性遗传疾病，在全球胃癌中的比率小于 3%[6]。已发现的易感基因包括编码 E-cadherin 的 *CDH1* 基因[7-9] 和编码 α-E-catenin 的 *CTNNA1* 基因[10-11]。文献报道

30%~50% 的 HDGC 患者有 *CDH1* 截短突变[12]，一项基于我国 284 例临床诊断为 HDGC 患者的 284 份白细胞样本和配对的 186 个肿瘤样本的全外显子和靶向测序结果显示：*CDH1* 的胚系变异突变率仅为 2.8%，提示中国 HDGC 的发病易感基因与西方国家不同[13]。携带 *CDH1* 基因突变者至 80 岁发生胃癌的累积风险约 67%（男性）与 83%（女性），此外，女性携带者还有 60% 的风险发生浸润性小叶乳腺癌[14]。

根据 2020 国际胃癌联合协会（International Gastric Cancer Linkage Consortium，IGCLC）筛查意见[9]，推荐符合以下标准的患者进行 CDH1 突变的基因检测：

- 家族中有 ≥2 例胃癌患者，至少有 1 例弥漫型胃癌（DGC）患者。
- 家族中有 ≥1 例 DGC 患者，且有 ≥1 例浸润性小叶乳腺癌患者发病<70 岁。
- 家族中有 ≥2 例浸润性小叶乳腺癌患者发病均<50 岁。
- 50 岁以前诊断 DGC，不考虑家族史。
- 任何年龄段的毛利人 DGC 患者。
- 有兔唇或腭裂的个人或家族病史的 DGC 患者。
- 个人有 DGC 和浸润性小叶乳腺癌病史，且发病年龄均<70 岁。
- 双侧浸润性小叶乳腺癌患者，诊断年龄<70 岁。
- 胃原位或 pagetoid 播散的印戒细胞，且发病年龄<50 岁。

CTNNA1（catenin alpha-1）编码与细胞黏附相关的 α 连环蛋白。*CTNNA1* 在 HDGC 中检出率约 1%，对于未检出 *CDH1* 和 *CTNNA1* 基因的患者，若家族中存在乳腺癌或结肠癌情况，还应该检测 *BRCA1*、*BRCA2*，或林奇综合征相关基因如 *EPCAM*、*MLH1*、*MSH2*、*MSH6* 与 *PMS2* 等。

家族性肠型胃癌的易感基因尚不明确；GAPPS 的筛查主要通过内镜，肉眼可见胃底及胃体布满 10mm 以下的息肉，数量可超过 100 个，部分息肉甚至可以蔓延至胃小弯，其中存在癌变风险的患者内镜下多表现为地毯样密集分布的息肉，部分息肉可大于 20mm，多个息肉融合呈丘状分布。与 PJ 综合征不同，GAPPS 息肉一般不会累及食管、胃窦、幽门与十二指肠。

4.3 胃癌相关遗传综合征风险防控

遗传综合征	基因	遗传方式	风险管理建议
遗传性弥漫型胃癌（HDGC）	CDH1	常染色体显性	18~40 岁 CDH1 突变携带者建议进行预防性胃切除 不进行胃切除的 CHD1 携带者，应每 6~12 个月进行内镜检查，并随机多点活检 女性携带 CDH1 突变乳腺癌发病风险明显增高，需定期进行乳腺癌影像学检查
Lynch 综合征（LS）	EPCAM，MLH1，MSH2，MSH6，PMS2	常染色体显性	部分患者或亚洲人群后代家庭可考虑上消化道内镜并广泛十二指肠内镜检查

胃癌相关遗传综合征风险防控（续）

遗传综合征	基因	遗传方式	风险管理建议
幼年性息肉病综合征（JPS）	*SMAD4，BMPR1A*	常染色体显性	15 岁后开始考虑进行上消化道内镜筛查，如发现息肉，每年进行复查；如没有发现息肉，则每 2~3 年复查
波伊茨 - 耶格综合征（PJS）	*STK11*	常染色体显性	青少年晚期开始考虑上消化道内镜筛查，每 2~3 年复查
家族性腺瘤样息肉病（FAP）/ 轻表型 FAP（AFAP）	*APC*	常染色体显性	暂无足够证据支持需要在 FAP/AFAP 中筛查胃癌。FAP 好发于十二指肠，可以进行胃镜检查。目前建议年龄在 25~30 岁以上可行上消化道内镜检查，根据十二指肠息肉情况决定复查的频率

符合遗传性弥漫型胃癌临床诊断标准的家系，推荐进行 *CDH1* 胚系基因突变检测（推荐等级：Ⅲ级；证据级别：2B）。

4.4 *CDH1* 致病性胚系基因突变携带者的处理原则[1, 7]

（1）18~40 岁的 *CDH1* 致病性胚系基因突变携带者进行预防性全胃切除（推荐等级：Ⅲ级；证据级别：2B）。

（2）每 6~12 个月进行 1 次胃镜检查，包括多个位点的随机活检（推荐等级：Ⅲ级；证据级别：2B）。

（3）女性从 30 岁开始每年进行乳房磁共振检查（推荐等级：Ⅲ级；证据级别：2B）。

参考文献

[1] KLUIJT I, SIJMONS RH, HOOGERBRUGGE N, et al. Familial gastric cancer: Guidelines for diagnosis, treatment and periodic surveillance. Fam Cancer, 2012, 11 (3): 363-369.

[2] VAN DER POST RS, VOGELAAR IP, CARNEIRO F, et al. Hereditary diffuse gastric cancer: Updated clinical guidelines with an emphasis on germline CDH1 mutation carriers. J Med Genet, 2015, 52 (6): 361-374.

[3] DE BOER WB, EE H, KUMARASINGHE MP. Neoplastic lesions of gastric adenocarcinoma and proximal polyposis syndrome (GAPPS) are gastric phenotype. Am J Surg Pathol, 2018, 42 (1): 1-8.

[4] WORTHLEY DL, PHILLIPS KD, WAYTE N, et al. Gastric adenocarcinoma and proximal polyposis of the stomach (GAPPS): A new autosomal dominant syndrome. Gut, 2012, 61 (5): 774-779.

[5] HANSFORD S, KAURAH P, LI-CHANG H, et al. Hereditary diffuse gastric cancer syndrome: CDH1 mutations and beyond. JAMA Oncol, 2015, 1 (1): 23-32.

［6］MAJEWSKI IJ, KLUIJT I, CATS A, et al. An alpha-E-catenin (CTNNA1) mutation in hereditary diffuse gastric cancer. Journal Pathol, 2013, 229 (4): 621-629.

［7］SYNGAL S, BRAND RE, CHURCH JM, et al. ACG clinical guideline: Genetic testing and management of hereditary gastrointestinal cancer syndromes. Am J Gastroenterol, 2015, 110 (2): 223-262; quiz 263.

［8］CAPELLE LG, VAN GRIEKEN NC, LINGSMA HF, et al. Risk and epidemiological time trends of gastric cancer in Lynch syndrome carriers in the Netherlands. Gastroenterology, 2010, 138 (2): 487-492.

［9］BLAIR VR, MCLEOD M, CARNEIRO F, et al. Hereditary diffuse gastric cancer: Updated clinical practice guidelines. Lancet Oncol, 2020, 21 (8): e386-e397.

［10］LERNER BA, XICOLA RM, RODRIGUEZ NJ, et al. Simplified and more sensitive criteria for identifying individuals with pathogenic CDH1 variants. J Med Genet, 2023, 60 (1): 36-40.

［11］COUDERT M, DROUET Y, DELHOMELLE H, et al. First estimates of diffuse gastric cancer risks for carriers of CTNNA1 germline pathogenic variants. J Med Genet, 2022, 59 (12): 1189-1195.

［12］GAYTHER SA, GORRINGE KL, RAMUS SJ, et al. Identification of germ-line E-cadherin mutations in gastric cancer families of European origin. Cancer Res, 1998, 58 (18): 4086-4089.

［13］LIU ZX, ZHANG XL, ZHAO Q, et al. Whole-exome sequencing among chinese patients with hereditary diffuse gastric cancer. JAMA Netw Open, 2022, 5 (12): e2245836.

［14］GAMBLE LA, ROSSI A, FASAYE GA, et al. Association between hereditary lobular breast cancer due to CDH1 variants and gastric cancer risk. JAMA Surg, 2022, 157 (1): 18-22.

遗传相关胃癌的筛查和诊断

5　附录

5.1 胃癌 AJCC/UICC 第 8 版 TNM 分期

原发肿瘤（T）

T_x	原发肿瘤无法评估
T_0	无原发肿瘤的证据
T_{is}	原位癌：上皮内肿瘤，未侵及固有层，高度不典型增生
T_1	肿瘤侵犯固有层，黏膜肌层或黏膜下层
T_{1a}	肿瘤侵犯固有层或黏膜肌层
T_{1b}	肿瘤侵犯黏膜下层
T_2	肿瘤侵犯固有肌层 [*]
T_3	肿瘤穿透浆膜下结缔组织，而尚未侵犯脏层腹膜或邻近结构 [**, ***]
T_4	肿瘤侵犯浆膜（脏层腹膜）或邻近结构 [**, ***]
T_{4a}	肿瘤侵犯浆膜（脏层腹膜）
T_{4b}	肿瘤侵犯邻近结构

区域淋巴结（N）

N_x	区域淋巴结无法评估
N_0	区域淋巴结无转移
N_1	1~2 个区域淋巴结有转移

N_2	3~6 个区域淋巴结有转移
N_3	7 个或 7 个以上区域淋巴结有转移
N_{3a}	7~15 个区域淋巴结有转移
N_{3b}	16 个或 16 个以上区域淋巴结有转移

远处转移（M）

M_0	无远处转移
M_1	有远处转移

组织学分级（G）

G_x	分级无法评估
G_1	高分化
G_2	中分化
G_3	低分化，未分化

注：*. 肿瘤可以穿透固有肌层达胃结肠韧带或肝胃韧带或大小网膜，但未穿透覆盖这些结构的脏层腹膜，这种情况下原发肿瘤的分期为 T_3。如果肿瘤穿透覆盖胃韧带或网膜的脏层腹膜，则应当被分为 T_4 期。

**. 胃的邻近结构包括脾、横结肠、肝脏、膈肌、胰腺、腹壁、肾上腺、肾脏、小肠以及后腹膜。

***. 经胃壁内扩展至十二指肠或食管的肿瘤不考虑为侵犯邻近结构，而是应用任何这些部位的最大浸润深度进行分期。

临床分期（cTNM）

0 期	T_{is}	N_0	M_0
I 期	T_1	N_0	M_0
	T_2	N_0	M_0
II A 期	T_1	$N_{1\sim3}$	M_0
	T_2	$N_{1\sim3}$	M_0
II B 期	T_3	N_0	M_0
	T_{4a}	N_0	M_0
III 期	T_3	$N_{1\sim3}$	M_0
	T_{4a}	$N_{1\sim3}$	M_0
IV A 期	T_{4b}	任何 N	M_0
IV B 期	任何 T	任何 N	M_1

病理分期（pTNM）

分期	T	N	M
0 期	T_{is}	N_0	M_0
IA 期	T_1	N_0	M_0
IB 期	T_1	N_1	M_0
	T_2	N_0	M_0
ⅡA 期	T_1	N_2	M_0
	T_2	N_1	M_0
	T_3	N_0	M_0
ⅡB 期	T_1	N_{3a}	M_0
	T_2	N_2	M_0
	T_3	N_1	M_0
	T_{4a}	N_0	M_0
ⅢA 期	T_2	N_{3a}	M_0
	T_3	N_2	M_0
	T_{4a}	N_1	M_0
	T_{4a}	N_2	M_0
	T_{4b}	N_0	M_0

病理分期（pTNM）（续）

ⅢB 期	T_1	N_{3b}	M_0
	T_2	N_{3b}	M_0
	T_3	N_{3a}	M_0
	T_{4a}	N_{3a}	M_0
	T_{4b}	N_1	M_0
	T_{4b}	N_2	M_0
ⅢC 期	T_3	N_{3b}	M_0
	T_{4a}	N_{3b}	M_0
	T_{4b}	N_{3a}	M_0
	T_{4b}	N_{3b}	M_0
Ⅳ期	任何 T	任何 N	M_1

新辅助治疗后分期（ypTNM）

I 期	T_1	N_0	M_0
	T_2	N_0	M_0
	T_1	N_1	M_0
II 期	T_3	N_0	M_0
	T_2	N_1	M_0
	T_1	N_2	M_0
	T_{4a}	N_0	M_0
	T_3	N_1	M_0
	T_2	N_2	M_0
	T_1	N_3	M_0

新辅助治疗后分期（ypTNM）（续）

Ⅲ期	T_{4a}	N_1	M_0
	T_3	N_2	M_0
	T_2	N_3	M_0
	T_{4b}	N_0	M_0
	T_{4b}	N_1	M_0
	T_{4a}	N_2	M_0
Ⅲ期	T_3	N_3	M_0
	T_{4b}	N_2	M_0
	T_{4b}	N_3	M_0
	T_{4a}	N_3	M_0
Ⅳ期	任何 T	任何 N	M_1

5.2 食管癌和食管胃交界处癌 AJCC/UICC 第 8 版 TNM 分期

原发灶的定义（T）

鳞癌和腺癌

T_x：原发肿瘤无法评价

T_0：无原发肿瘤的证据

T_{is}：高度不典型增生，定义为肿瘤局限于食管上皮，未突破基底膜

T_1：肿瘤侵犯固有层、黏膜肌层、或黏膜下层

T_{1a}：肿瘤侵犯固有层或黏膜肌层

T_{1b}：肿瘤侵犯黏膜下层

T_2：肿瘤侵犯固有肌层

T_3：肿瘤侵犯外膜

T_4：肿瘤侵犯邻近结构

T_{4a}：肿瘤侵犯胸膜、心包、奇静脉、横膈或腹膜

T_{4b}：肿瘤侵犯邻近结构，如主动脉、椎体、气道等

区域淋巴结的定义（N）

鳞癌和腺癌

N_x：区域淋巴结不能评价

N_0：无区域淋巴结转移

N_1：1~2 个区域淋巴结转移

N_2：3~6 个区域淋巴结转移

N_3：等于或多于 7 个区域淋巴结转移

远处转移的定义（M）

鳞癌和腺癌

M_0：无远处转移

M_1：有远处转移

病理分级的定义（G）

鳞癌和腺癌

G_x：无法评估分级

G_1：高分化

G_2：中分化

G_3：低分化，未分化

部位的定义（L）

鳞状细胞癌

肿瘤部位在鳞状细胞癌的分期中有意义

部位定义

X：部位不明

上段：颈段食管至奇静脉的下界

中段：奇静脉的下界至下肺静脉的下界

下段：下肺静脉的下界至胃，包括食管胃交界处

注意：肿瘤部位指食管肿瘤的中心所在位置

AJCC 预后分组

鳞状细胞癌

除了肿瘤侵犯的深度、淋巴结转移情况及远处转移情况（见 AJCC TNM 分期），还有其他预后因素，包括 G 和 L。

鳞状细胞癌的分期：
临床分期（**cTNM**）

当 T 分期为	当 N 分期为	当 M 分期为	临床分期
T_{is}	N_0	M_0	0
T_1	$N_{0 \sim 1}$	M_0	I
T_2	$N_{0 \sim 1}$	M_0	II
T_3	N_0	M_0	II
T_3	N_1	M_0	III
$T_{1 \sim 3}$	N_2	M_0	III
T_4	$N_{0 \sim 2}$	M_0	IV A
任何 T	N_3	M_0	IV A
任何 T	任何 N	M_1	IV B

病理分期（**pTNM**）

当 pT 分期为	当 pN 分期为	当 M 分期为	当 G 分期为	当部位为	病理分期
T_{is}	N_0	M_0	N/A	任何	0
T_{1a}	N_0	M_0	G1	任何	I A
T_{1a}	N_0	M_0	G2~3	任何	I B
T_{1a}	N_0	M_0	Gx	任何	I A
T_{1b}	N_0	M_0	G1~3	任何	I B
T_{1b}	N_0	M_0	Gx	任何	I B
T_2	N_0	M_0	G1	任何	I B
T_2	N_0	M_0	G2~3	任何	II A
T_2	N_0	M_0	Gx	任何	II A
T_3	N_0	M_0	任何	下段	II A
T_3	N_0	M_0	G1	上 / 中段	II A
T_3	N_0	M_0	G2~3	上 / 中段	II B

病理分期（pTNM）（续）

当 pT 分期为	当 pN 分期为	当 M 分期为	当 G 分期为	当部位为	病理分期
T_3	N_0	M_0	Gx	任何	ⅡB
T_3	N_0	M_0	任何	不明	ⅡB
T_1	N_1	M_0	任何	任何	ⅡB
T_1	N_2	M_0	任何	任何	ⅢA
T_2	N_1	M_0	任何	任何	ⅢA
T_2	N_2	M_0	任何	任何	ⅢB
T_3	N_{1-2}	M_0	任何	任何	ⅢB
T_{4a}	N_{0-1}	M_0	任何	任何	ⅢB
T_{4a}	N_2	M_0	任何	任何	ⅣA
T_{4b}	N_{0-2}	M_0	任何	任何	ⅣA
任何 T	N_3	M_0	任何	任何	ⅣA
任何 T	任何 N	M_1	任何	任何	ⅣB

新辅助治疗后分期（ypTNM）

当 ypT 分期为	当 ypN 分期为	当 M 分期为	新辅助治疗后分期
T_{0-2}	N_0	M_0	I
T_3	N_0	M_0	II
T_{0-2}	N_1	M_0	IIIA
T_3	N_1	M_0	IIIB
T_{0-3}	N_2	M_0	IIIB
T_{4a}	N_0	M_0	IIIB
T_{4a}	N_{1-2}	M_0	IVA
T_{4a}	N_x	M_0	IVA
T_{4b}	N_{0-2}	M_0	IVA
任何 T	N_3	M_0	IVA
任何 T	任何 N	M_1	IVB

腺癌

食管腺癌的分期原则与鳞癌相似，主要依据原发病灶分期，淋巴结分期和远处转移情况（见AJCC TNM 分期和鳞状细胞癌的 G 分期）。对腺癌而言，肿瘤部位不是预后因素，病理分级影响预后。

临床分期（cTNM）

当 T 分期为	当 N 分期为	当 M 分期为	临床分期
T_{is}	N_0	M_0	0
T_1	N_0	M_0	I
T_1	N_1	M_0	IIA
T_2	N_0	M_0	IIB
T_2	N_1	M_0	III
T_3	$N_{0\sim1}$	M_0	III
T_{4a}	$N_{0\sim1}$	M_0	III
$T_{1\sim4a}$	N_2	M_0	IVA
T_{4b}	$N_{0\sim2}$	M_0	IVA
任何 T	N_3	M_0	IVA
任何 T	任何 N	M_1	IVB

病理分期（pTNM）

当 pT 分期为	当 pN 分期为	当 M 分期为	当 G 分期为	病理分期
T_{is}	N_0	M_0	N/A	0
T_{1a}	N_0	M_0	G1	I A
T_{1a}	N_0	M_0	GX	I A
T_{1a}	N_0	M_0	G2	I B
T_{1b}	N_0	M_0	G1~2	I B
T_{1b}	N_0	M_0	GX	I B
T_1	N_0	M_0	G3	I C
T_2	N_0	M_0	G1~2	I C
T_2	N_0	M_0	G3	II A
T_2	N_0	M_0	GX	II A

病理分期（pTNM）（续）

当 pT 分期为	当 pN 分期为	当 M 分期为	当 G 分期为	病理分期
T_1	N_1	M_0	任何	II B
T_3	N_0	M_0	任何	II B
T_1	N_2	M_0	任何	III A
T_2	N_1	M_0	任何	III A
T_2	N_2	M_0	任何	III B
T_3	$N_{1\sim2}$	M_0	任何	III B
T_{4a}	N_{0-1}	M_0	任何	III B
T_{4a}	N_2	M_0	任何	IV A
T_{4b}	$N_{0\sim2}$	M_0	任何	IV A
任何 T	N_3	M_0	任何	IV A
任何 T	任何 N	M_1	任何	IV B

新辅助治疗后分期（ypTNM）

当 ypT 分期为	当 ypN 分期为	当 M 分期为	新辅助治疗后分期
$T_{0\sim2}$	N_0	M_0	I
T_3	N_0	M_0	II
$T_{0\sim2}$	N_1	M_0	IIIA
T_3	N_1	M_0	IIIB
$T_{0\sim3}$	N_2	M_0	IIIB
T_{4a}	N_0	M_0	IIIB
T_{4a}	$N_{1\sim2}$	M_0	IVA
T_{4a}	N_x	M_0	IVA
T_{4b}	$N_{0\sim2}$	M_0	IVA
任何 T	N_3	M_0	IVA
任何 T	任何 N	M_1	IVB

5.3 胃癌 CT 分期征象及报告参考

cT 分期	病理学定义	常规参考征象 [a]	辅助参考征象 [b]
cT_1	侵犯黏膜或黏膜下层	内层高强化癌肿与外层稍高强化肌层间可见连续完整的低强化条带	高强化癌肿不超过胃壁总厚度的 50%[3]
cT_2	侵犯固有肌层	中层低强化条带中断消失，外层残余部分稍高强化肌层	高强化癌肿超过胃壁总厚度的 50%[3]
cT_3	肿瘤穿透浆膜下结缔组织，未侵犯脏腹膜	高强化癌肿侵犯胃壁全层，浆膜面光滑或少许短细索条	浆膜模糊或短细索条范围 <1/3 全部病变面积[4-5]
cT_{4a}	侵犯浆膜（脏腹膜）但未侵犯邻近结构 / 器官	浆膜面不规则或结节样形态，周围脂肪间隙密集毛刺或条带状浸润	浆膜高强化线样征[6]，断层分区法[7]，血管平面突破征[8]
cT_{4b}	侵犯邻近结构 / 器官	与邻近脏器结构脂肪间隙消失，指状嵌插或直接浸润为确切侵犯征象	
cN 分期	根据转移淋巴结数目分为 N0~N3	类圆形肿大淋巴结，短径 >6~8mm[9]	高强化或强化不均，短长径比 >0.7，多发簇集[10-11]

胃癌 CT 分期征象及报告参考（续）

cT 分期	病理学定义	常规参考征象 [a]	辅助参考征象 [b]
报告内容 [c]	1. 累及部位：□胸下段食管 □腹段食管 □食管胃结合部 □胃底 □胃体 □胃角 □胃窦 □幽门管 □十二指肠 □大弯 □小弯 □前壁 □后壁 2. 中心位置：□食管胃结合部（Siewert 分型：□Ⅰ型 □Ⅱ型 □Ⅲ型）□胃上部 □胃中部 □胃下部 □幽门管 3. Borrmann 分型：□Ⅰ型 □Ⅱ型 □Ⅲ型 □Ⅳ型 □Ⅴ型 <混合型> 4. cT 分期：□ cT_0 期 □ cT_1 期 □ cT_2 期 □ cT_3 期 □ cT_{4a} 期 □ cT_{4b} 期 5. 侵犯脏器：□无 □肝脏 □结肠 □胰腺 □脾脏 □膈肌 □其他 ____ 6. cN 分期：□ cN_0 期 □ cN_1 期 □ cN_2 期 □ cN_{3a} 期 □ cN_{3b} 期 7. 转移淋巴结分组 [12]：□ No.1……□ No.16 □其他 ____ 8. cM 分期：□ cM_0 期 □ cM_1 期（转移脏器 ____） 9. 腹膜转移风险度（□低 □高） 10. 测量值（原发灶 ____，食管受累长度 ____，转移淋巴结 ____，脏器转移 ____，其他 ____） 11. 其他信息（图像质量、报告质量、诊断信心评分等）		

【注释】

a 供临床 T 分期时作为征象参考。应用该类征象，T 分期准确率 70%~90%[1-3]，N 分期准确率 60%~70%[1, 4]。食管胃结合部癌 CT 分期要结合轴位、冠状位或曲面重建图像，测量肿瘤中心到 EGJ 线（角切迹延长线，见 5.4.1 食管胃结合部癌分期示意图）的距离，以决定按照胃癌或是食管癌标准进行分期。CT 病灶边界显示不清者，可结合 X 线气钡双对比造影检查（动态电影、正位及左前斜、右前斜三个角度联合判断食管受侵上缘）。

b 非典型、不常见征象或未经大样本多中心临床验证的征象，可作为征象不典型病例分期时的参考。

c 建议采用结构式报告，报告内容应包括肿瘤位置、分型分期、淋巴结分组、腹膜转移风险、病灶测量值等临床治疗关注信息及图像质量、报告质量和诊断信心等质控信息。

参考文献

[1] SEEVARATNAM R, CARDOSO R, MCGREGOR C, et al. How useful is preoperative imaging for tumor, node, metastasis (TNM) staging of gastric cancer？: A meta-analysis. Gastric Cancer, 2012, 15 (Suppl 1): S3-S18.

[2] KUMANO S, MURAKAMI T, KIM T, et al. T staging of gastric cancer: Role of multi-detector row CT. Radiology, 2005, 237 (3): 961-966.

[3] KIM JW, SHIN SS, HEO SH, et al. Diagnostic performance of 64-section CT using CT gastrography in preoperative T staging of gastric cancer according to 7th edition of AJCC cancer staging manual. Eur Radiol, 2012, 22 (3): 654-662.

［4］ HASEGAWA S, YOSHIKAWA T, SHIRAI J, et al. A prospective validation study to diagnose serosal invasion and nodal metastases of gastric cancer by multidetector-row CT. Ann Surg Oncol, 2013, 20 (6): 2016-2022.

［5］ HABERMANN CR, WEISS F, RIECKEN R, et al. Preoperative staging of gastric adeno-carcinoma: Comparison of helical CT and endoscopic US. Radiology, 2004, 230 (2): 465-471.

［6］ KIM TU, KIM S, LEE JW, et al. MDCT features in the differentiation of T4a gastric cancer from less-advanced gastric cancer: significance of the hyper-attenuating serosa sign. Br J Radiol, 2013, 86 (1029): 20130290.

［7］ LEE SL, KU YM, JEON HM, et al. Impact of the cross-sectional location of multidetector computed tomography scans on prediction of serosal exposure in patients with advanced gastric cancer. Ann Surg Oncol, 2017, 24 (4): 1003-1009.

［8］ YOU MW, PARK S, KANG HJ, et al. Radiologic serosal invasion sign as a new criterion of T4a gastric cancer on computed tomography: Diagnostic performance and prognostic significance in patients with advanced gastric cancer. Abdom Radiol (NY), 2019, 10. 1007/s00261-019-02156-3.

［9］ SMYTH EC, VERHEIJ M, ALLUM W, et al. Gastric cancer: ESMO Clinical Practice Guidelines for diagnosis, treatment and follow-up. Annals of Oncology, 2016, 27 (Supplement 5): v38-v49.

［10］ FUKUYA T, HONDA H, HAYASHI T, et al. Lymph node metastases: Efficacy for detection with helical CT in patients with gastric cancer. Radiology, 1995, 197 (3): 705-711.

［11］ ROBERT MK, THOMAS CK. Imaging in assessing lymph node status in gastric cancer. Gastric Cancer, 2009, 12 (1): 6-22.

［12］ 日本胃癌学会 . 胃癌处理规约 . 14 版 . 东京 : 金原出版株式会社 , 2010.

5.4 胃癌病理诊断

5.4.1 胃肿瘤的解剖部位编码

编码	描述
C16.0	贲门，食管胃结合部 *
C16.1	胃底
C16.2	胃体
C16.3	胃窦
C16.4	幽门
C16.5	胃小弯，未特指
C16.6	胃大弯，未特指
C16.8	胃部分重叠病变
C16.9	胃，未特指

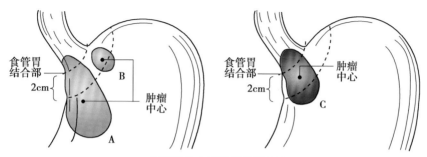

食管胃结合部肿瘤分期示意

（1）肿瘤中心距 EGJ>2cm 进入近端胃，应按胃癌进行 TNM 分期。

（2）不累及 EGJ 的贲门癌（肿瘤中心距 EGJ<2cm）按胃癌进行 TNM 分期。

（3）累及 EGJ 且肿瘤中心位于距 EGJ<2cm 的胃近端，按食管癌进行 TNM 分期。

5.4.2 胃周淋巴结分组

胃区域与远处淋巴结分组标准

区域淋巴结	
第 1 组（No.1）	贲门右淋巴结
第 2 组（No.2）	贲门左淋巴结
第 3 组（No.3）	小弯淋巴结
第 4sa 组（No.4sa）	大弯淋巴结左组（沿胃短动脉）
第 4sb 组（No.4sb）	大弯淋巴结左组（沿胃网膜左动脉）
第 4d 组（No.4d）	大弯淋巴结右组（沿胃网膜右动脉）
第 5 组（No.5）	幽门上淋巴结
第 6 组（No.6）	幽门下淋巴结
第 7 组（No.7）	胃左动脉淋巴结
第 8a 组（No.8a）	肝总动脉前上部淋巴结
第 8b 组（No.8b）	肝总动脉后部淋巴结

区域淋巴结	
第 9 组（No.9）	腹腔动脉周围淋巴结
第 10 组（No.10）	脾门淋巴结
第 11p 组（No.11p）	脾动脉近端淋巴结
第 11d 组（No.11d）	脾动脉远端淋巴结
第 12a 组（No.12a）	肝十二指肠韧带淋巴结（沿肝动脉）
第 12b 组（No.12b）	肝十二指肠韧带淋巴结（沿胆管）
第 12p 组（No.12p）	肝十二指肠韧带淋巴结（沿门静脉）
远处（非区域）淋巴结*	
第 13 组（No.13）	胰头后淋巴结
第 14v 组（No.14v）	沿肠系膜上静脉淋巴结
第 14a 组（No.14a）	沿肠系膜上动脉淋巴结

胃区域与远处淋巴结分组标准（续）

远处（非区域）淋巴结[*]	
第 15 组（No.15）	结肠中动脉周围淋巴结
第 16a1 组（No.16a1）	腹主动脉周围淋巴结 a1
第 16a2 组（No.16a2）	腹主动脉周围淋巴结 a2
第 16b1 组（No.16b1）	腹主动脉周围淋巴结 b1
第 16b2 组（No.16b2）	腹主动脉周围淋巴结 b2
第 17 组（No.17）	胰头前淋巴结
第 18 组（No.18）	胰下淋巴结
第 19 组（No.19）	膈下淋巴结
第 20 组（No.20）	食管裂孔淋巴结
第 110 组（No.110）	胸部下食管旁淋巴结
第 111 组（No.111）	膈上淋巴结
第 112 组（No.112）	后纵隔淋巴结

注：* 远处（非区域）淋巴结转移视为转移性疾病（M_1）。

5.4.3 胃肿瘤组织学分类

5.4.3.1 胃癌报告参考模板

病理号：   ID 号：

姓名：   性别：   年龄：   职业：   联系电话：

病区：   床号：   病历号：   旧病理号：

送检医院：   送检医师：   送检日期：

标本类型：近端胃切除术 / 远端胃切除术 / 全胃切除术 / 未具体说明

切除标本大小：胃小弯__cm，胃大弯__cm，厚度__cm；肿瘤所在位置：贲门 / 胃体 / 胃底 / 胃窦

肿瘤距上切端距离：__cm   肿瘤距下切端距离：____cm

肿瘤大体类型：溃疡型 / 浸润型 / 蕈样型 / 隆起型   肿瘤大小：__cm×__cm×__cm

颜色：灰红 / 灰黄 / 灰白 / 灰褐   质地：软 / 中 / 硬 / 出血 / 坏死

侵犯深度：肉眼浸润深度

组织学类型：（如：管状腺癌）

组织学分级：（如：中分化）   Lauren 分型：弥漫型 / 肠型 / 混合型

浸润深度：（如：浸润至外膜层）   侵犯邻近器官：

脉管内癌栓：（ - ）　　　　　　　　　　神经束侵犯：（ - ）

标本上切缘：（ - ）　　　　　　　　　　标本下切缘：（ - ）

淋巴结转移情况：转移数 / 淋巴结总数（0/29）

胃小弯淋巴结：（/）；胃左动脉旁淋巴结：（/）；胃右动脉旁淋巴结：（/）；

幽门上淋巴结：（/）；幽门下淋巴结：（/）；贲门旁淋巴结：（/）；胃大弯淋巴结：（/）；肝总动脉旁

淋巴结：（/）。

伴发病变：

其他或另送：

免疫组化：MLH1（ ），PMS2（ ），MSH2（ ），MSH6（ ），HER-2（ ），EBERs（ ），

其他：

备注：病理分期：pTxNxMx

初诊医师：　　　　　　　　　　审核医师：

签字：　　　　　　　　　　　　签字：　　　　　　　　　　　报告日期：

说明：1. 若临床医师对病理诊断存有任何疑问，请尽快与病理医师联系。

2. 少量或碎小组织的病理诊断，有可能未代表病变组织的全貌及本质，请临床医师对此予以注意。

3. 本报告经医师签名方生效。

地址：　　　　　　　　邮编：　　　　　　　　电话：　　　　　　　　页码：1/1

5.4.3.2 胃肿瘤组织学分类（WHO 消化系统肿瘤学分类，2019 版）

分类	代码
良性上皮性肿瘤及癌前病变	
腺上皮内瘤变，低级别	8 148/0
腺上皮内瘤变，高级别	8 148/2
锯齿状异型增生，低级别	8 213/0
锯齿状异型增生，高级别	8 213/2
肠型异型增生	8 213/2
小凹型（胃型）异型增生	8 213/2
胃隐窝型异型增生	8 213/2
肠型腺瘤，低级别	8 144/0
肠型腺瘤，高级别	8 144/2
散发性肠型胃腺瘤	8 144/2
综合征性肠型胃腺瘤	8 144/2

胃肿瘤组织学分类（**WHO** 消化系统肿瘤学分类，**2019** 版）（续）

分类	代码
腺瘤性息肉，低度异型增生	8 210/0
腺瘤性息肉，高度异型增生	8 210/2
恶性上皮性肿瘤	
腺癌，非特殊型	8 140/3
管状腺癌	8 211/3
壁细胞腺癌	8 214/3
混合型腺癌	8 255/3
乳头状腺癌，非特殊型	8 260/3
微乳头状腺癌，非特殊型	8 265/3
黏液表皮样癌	8 430/3
黏液腺癌	8 480/3
印戒细胞癌	8 490/3

分类	代码
低黏附性癌	8 490/3
伴有淋巴样间质的癌	8 512/3
肝样腺癌	8 576/3
潘氏细胞癌	8 576/3
鳞状细胞癌，非特殊型	8 070/3
腺鳞癌	8 560/3
未分化癌，非特殊型	8 020/3
横纹肌样型大细胞癌	8 014/3
多形性癌	8 022/3
肉瘤样癌	8 033/3
破骨样巨细胞癌	8 035/3
胃母细胞瘤	8 976/1

胃肿瘤组织学分类（WHO 消化系统肿瘤学分类，2019 版）（续）

分类	代码
神经内分泌肿瘤，非特殊型	8 240/3
神经内分泌瘤，G1	8 240/3
神经内分泌瘤，G2	8 249/3
神经内分泌瘤，G3	8 249/3
胃泌素瘤	8 153/3
生长抑素瘤	8 156/3
肠嗜铬细胞类癌	8 241/3
恶性肠嗜铬样细胞类癌	8 242/3
神经内分泌癌，非特殊类型	8 246/3
大细胞神经内分泌癌	8 013/3
小细胞神经内分泌癌	8 041/3
混合性神经内分泌 - 非神经内分泌肿瘤	8 154/3

5.4.4 肿瘤术前辅助治疗效果评估（肿瘤退缩分级，tumor regression grade，TRG）

肿瘤退缩分级（TRG）	光镜下所见
0（完全退缩）	无肿瘤细胞残留（包括淋巴结，分期为 $ypT_0N_0cM_0$）
1（退缩良好）	仅见单个或小灶癌细胞残留
2（部分退缩）	肿瘤残留，但少于纤维化间质
3（无退缩或退缩不良）	广泛肿瘤残留，无或少量肿瘤细胞坏死

* 注：

1）肿瘤细胞是指存活的瘤细胞，不包括退变、坏死细胞。

2）放/化疗后可能出现大的无细胞黏液湖，不能将其认为肿瘤残余。

5.4.5 胃癌大体分型

5.4.5.1 普通型早期胃癌（EGC）大体分型

Ⅰ型：隆起型（肿瘤凸起于黏膜表面 ≥ 0.5cm）

Ⅱ型：浅表型

Ⅱa：浅表隆起型（肿瘤凸起于黏膜表面<0.5cm）

Ⅱb：浅表平坦型

Ⅱc：浅表凹陷型（肿瘤凹陷于黏膜表面<0.5cm）

Ⅲ型：凹陷型（肿瘤凹陷于黏膜表面≥0.5cm）

混合型：如Ⅱa＋Ⅱc；Ⅱc＋Ⅲ等

5.4.5.2 特殊类型早期胃癌大体分型

浅表扩散型（肿瘤最大径≥4cm）

微小癌（肿瘤最大径<0.5cm）

小胃癌（0.5cm<肿瘤最大径<1.0cm）

多发性早期胃癌（≥2个独立EGC病灶）

残胃早期癌

5.4.5.3 进展期胃癌（AGC）大体分型（Borrmann分型）

Ⅰ型：结节隆起型

Ⅱ型：局限溃疡型

Ⅲ型：浸润溃疡型

Ⅳ型：弥漫浸润性（局部Bor. Ⅳ，皮革样胃）

5.4.6 HER2 检测流程与评价标准

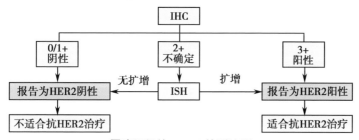

胃癌组织的 HER2 检测流程

HER2. 人表皮生长因子受体 2；IHC. 免疫组织化学；ISH. 原位杂交。

胃癌标本 HER2 免疫组化检测结果判读和评分标准

手术标本 HER2	活检标本（不考虑着色肿瘤细胞百分比）状态	评分
无反应或<10% 肿瘤细胞着色阴性	任何肿瘤细胞无着色	0
≥10% 肿瘤细胞微弱或隐约可见膜阴性染色；仅部分细胞膜染色	肿瘤细胞团微弱或隐约可见膜着色	1+
≥10% 肿瘤细胞弱至中度的基底侧膜、不确定侧膜或完全性膜染色	肿瘤细胞团有弱到中度的基底侧膜、侧膜或完全性膜染色（至少有 5 个成簇的肿瘤细胞着色）	2+
≥10% 肿瘤细胞基底侧膜、侧膜或完全性膜强染色	肿瘤细胞的基底侧膜、侧膜或完全性膜强染色（至少有 5 个成簇的肿瘤细胞着色）	3+

胃癌标本 **HER2** 原位杂交检测结果判读

	HER2 信号总数 /CEP17 信号总数		评价
	<1.8		阴性
1.8~2.0	再计数 20 个细胞或由另一位医师计数	<2.0	阴性
		≥ 2.0	阳性
	≥ 2.0		阳性

注：FISH 使用 ×100 物镜观察；DSISH 使用 ×（40~60）物镜观察。选择扩增程度最高区域，观察并计数至少 20 个连续肿瘤细胞核。

5.5 胃癌常用全身抗肿瘤药物治疗方案

5.5.1 术后辅助化疗常用方案

XELOX	奥沙利铂 130mg/m² i.v.gtt d1
	卡培他滨 1 000mg/m² p.o. b.i.d. d1~14
	每 21 天重复
SOX	奥沙利铂 130mg/m² i.v.gtt d1
	替吉奥 40mg/m² p.o. b.i.d. d1~14
	每 21 天重复
XP	顺铂 60mg/m² i.v.gtt d1
	卡培他滨 1 000mg/m² p.o. b.i.d. d1~14
	每 21 天重复
FOLFOX	奥沙利铂 85mg/m² i.v.gtt d1
	亚叶酸钙 400mg/m² i.v.gtt d1
	或左旋亚叶酸钙 200mg/m² i.v.gtt d1
	5-FU 400mg/m² i.v.d1，然后 2 400~3 600mg/m² 持续静脉滴注 46h
	每 14 天重复

术后辅助化疗常用方案（续）

S-1-DS-S-1	替吉奥按照体表面积给药 ① BSA < 1.25m^2：40mg p.o. b.i.d. ② BSA ≥ 1.25m^2，< 1.5m^2：50mg p.o. b.i.d. ③ BSA ≥ 1.5m^2：60mg p.o. b.i.d. 连续给药 14 天，休息 7 天 多西他赛 40mg/m^2 i.v.gtt d1 每 21 天重复
替吉奥单药	替吉奥按照体表面积给药 ① BSA < 1.25m^2：40mg p.o. b.i.d. ② BSA ≥ 1.25m^2，< 1.5m^2：50mg p.o. b.i.d. ③ BSA ≥ 1.5m^2：60mg p.o. b.i.d. 连续给药 14 天，休息 7 天 每 21 天重复

5.5.2 新辅助化疗常用方案

SOX	奥沙利铂 130mg/m² i.v.gtt d1 替吉奥 40mg/m² p.o. b.i.d. d1~14 每 21 天重复
FLOT	多西他赛 50mg/m² i.v.gtt d1 奥沙利铂 85mg/m² i.v.gtt d1 四氢叶酸 200mg/m² i.v.gtt d1 5-FU 2 600mg/m² 持续静脉滴注 24h 每 14 天重复
DOS	替吉奥 40mg/m² p.o. b.i.d. d1~14 奥沙利铂 100mg/m² i.v.gtt d1 多西他赛 40mg/m² i.v.gtt d1 每 21 天重复

新辅助化疗常用方案（续）

XELOX	奥沙利铂 130mg/m² i.v.gtt d1 卡培他滨 1 000mg/m² p.o. b.i.d. d1~14 每 21 天重复
FOLFOX	奥沙利铂 85mg/m² i.v.gtt d1 亚叶酸钙 400mg/m² i.v.gtt d1 或左旋亚叶酸钙 200mg/m² i.v.gtt d1 5-FU 400mg/m² i.v.d1，然后 2 400~3 600mg/m² 持续静脉滴注 46h 每 14 天重复

5.5.3　一线治疗常用方案

HER2 阳性：

曲妥珠单抗（＋铂类＋氟尿嘧啶类）	两周方案：负荷剂量 6mg/kg i.v.gtt d1，维持剂量 4mg/kg i.v.gtt d1；三周方案：负荷剂量 8mg/kg i.v.gtt d1，维持剂量 6mg/kg i.v.gtt d1。
帕博利珠单抗 + 曲妥珠单抗 +XELOX/PF	帕博利珠单抗 200mg i.v.gtt d1 曲妥珠单抗负荷剂量 8mg/kg i.v.gtt d1，维持剂量 6mg/kg i.v.gtt d1 XELOX： 奥沙利铂 130mg/m² i.v.gtt d1 卡培他滨 1 000mg/m² p.o. b.i.d. d1~14 PF： 顺铂 80mg/m² i.v.gtt d1 5-FU 800mg/（m²·d）持续静脉滴注 24h d1~5 每 21 天重复

HER2 阴性

XELOX	奥沙利铂 130mg/m^2 i.v.gtt d1
	卡培他滨 1 000mg/m^2 p.o. b.i.d. d1~14
	每 21 天重复

SOX	奥沙利铂 130mg/m^2 i.v.gtt d1
	替吉奥 40mg/m^2 p.o. b.i.d. d1~14
	每 21 天重复

XP	顺铂 60mg/m^2 i.v.gtt d1
	卡培他滨 1 000mg/m^2 p.o. b.i.d. d1~14
	每 21 天重复

FOLFOX	奥沙利铂 85mg/m^2 i.v.gtt d1
	亚叶酸钙 400mg/m^2 i.v.gtt d1
	或左旋亚叶酸钙 200mg/m^2 i.v.gtt d1
	5-FU 400mg/m^2 i.v. d1，然后 2 400~3 600mg/m^2 持续静脉滴注 46h
	每 14 天重复

PF	顺铂 80mg/m^2 i.v.gtt d1
	5-FU 800mg/（m^2·d）持续静脉滴注 24h d1~5
	每 21 天重复

纳武利尤单抗 + XELOX/FOLFOX	①联合 FOLFOX： 纳武利尤单抗 240mg 固定剂量，i.v.gtt d1 奥沙利铂 85mg/m^2 i.v.gtt d1 亚叶酸钙 400mg/m^2 i.v.gtt d1 或左旋亚叶酸钙 200mg/m^2 i.v.gtt d1 5-FU 400mg/m^2 i.v. d1，然后 2 400~3 600mg/m^2 持续静脉滴注 46h 每 14 天重复 ②联合 XELOX： 纳武利尤单抗 360mg 固定剂量，i.v.gtt d1 奥沙利铂 130mg/m^2 i.v.gtt d1 卡培他滨 1 000mg/m^2 p.o. b.i.d. d1~14 每 21 天重复
信迪利单抗 +XELOX	信迪利单抗： 体重 <60kg：3mg/kg，i.v.gtt d1 体重 ≥ 60kg：200mg 固定剂量，i.v.gtt d1 奥沙利铂 130mg/m^2 i.v.gtt d1 卡培他滨 1 000mg/m^2 p.o. b.i.d. d1~14 每 21 天重复

替雷利珠单抗+XELOX	替雷利珠单抗：200mg 固定剂量，i.v.gtt d1 奥沙利铂 130mg/m² i.v.gtt d1 卡培他滨 1 000mg/m² p.o. bid. d1~14 每 21 天重复
DCF	多西他赛 75mg/m² i.v.gtt d1 顺铂 75mg/m² i.v.gtt d1 5-FU 1 000mg/（m²·d）持续静脉滴注 24h d1~5 每 21 天重复
mDCF	多西他赛 60mg/m² i.v.gtt d1 顺铂 60mg/m² i.v.gtt d1 5-FU 600mg/（m²·d）持续静脉滴注 24h d1~5 每 21 天重复
POF	多西他赛 135mg/m² i.v.gtt d1 奥沙利铂 85mg/m² i.v.gtt d1 亚叶酸钙 400mg/m² i.v.gtt d1 或左旋亚叶酸钙 200mg/m² i.v.gtt d1 5-FU 2 400mg/m² 持续静脉滴注 46h 每 14 天重复

5.5.4 二线及后线治疗常用方案

多西他赛	多西他赛 $75\sim100mg/m^2$ i.v.gtt d1 每 21 天重复
紫杉醇	紫杉醇 $80mg/m^2$ i.v.gtt d1、d8、d15 每 28 天重复
伊立替康	伊立替康 $150\sim180mg/m^2$ i.v.gtt d1 每 14 天重复
	伊立替康 $125mg/m^2$ i.v.gtt d1、d8 每 21 天重复
白蛋白紫杉醇	白蛋白紫杉醇 $100mg/m^2$ i.v.gtt d1、d8、d15 每 28 天重复
雷莫西尤单抗 + 紫杉醇	雷莫西尤单抗 $8mg/kg$ i.v.gtt d1、15 紫杉醇 $80mg/m^2$ i.v.gtt d1、d8、d15 每 28 天重复
帕博利珠单抗	$200mg$ i.v.gtt d1，每 21 天重复

纳武利尤单抗	3mg/kg i.v.gtt d1，每 14 天重复
维迪西妥单抗（HER2 IHC 2+/3+）	2.5mg/kg，i.v.gtt d1，每 14 天重复
甲磺酸阿帕替尼	850mg p.o. q.d.，口服，餐后半小时以温开水送服，28 天为 1 个周期。若用药过程中出现不良反应，NCI 分级在 1~2 级者，可维持原剂量水平；NCI 分级在 3~4 级者，暂停用药，待不良反应恢复到 <1 级，下调一个剂量后（第 1 次剂量调整为 750mg q.d.，第 2 次剂量调整为 500mg q.d.）再继续用药，若下调至 250mg 仍不能耐受，则应暂停 / 终止用药 对于体力状态评分 ECOG ≥ 2 分、四线化疗以后、胃部原发癌灶没有切除、骨髓功能储备差、年老体弱或瘦小的女性患者，可适当降低起始剂量，先从 500mg q.d. 开始服药，服用 1~2 周后再酌情增加剂量